感じるところ

Where I feel

植物療法士
森田敦子

幻冬舎

はじめに

『潤うからだ』（ワニブックス）という本を出して以来、講演や雑誌の取材などで腟まわりのことについてお話しする機会が増えました。

取材してくださるライターさんや編集者さんなど、お会いする皆さんが誰にも言えなかったセクシャリティに関する悩みを私に打ち明けてくれました。体の不調、心の不調、パートナーとの関係など、多くの女性が腟にまつわる悩みを抱えています。

私は1992年、フランスのパリ13大学医薬学部自然療法学科で植物療法を学びました。その中で、性医学（セクソロジー）という学問を知りました。医学だけではなく、心理学や民俗学、社会学などの人文科学も取り入れて、性について学ぶ学問です。

当時フランスの女性たちは当たり前のように腟まわりのケアを行っていて、今の日本女性よりも知識が豊富でした。大きな衝撃を受けたことを覚えています。

今、日本の膣まわりの環境は大きな変換の時期を迎えています。『潤うからだ』は、膣まわりのケアについて日本女性の中にある種の革命を起こした本でした。今回、20代、30代の若い世代に向けて本を出すきっかけとなったのは、この本の担当編集の黒川さんとの出会いでした。

黒川さんと初めて会ったのは2018年3月、そのとき彼女は26歳。この本は、彼女との1年半にわたる対話によって生まれました。

『潤うからだ』は様々な世代からの反響がありましたが、最も大きかったのは50代以上の世代。出版社からも、上の年代に向けた本を書かないかという依頼は多数ありました。そんな中、黒川さんからの「20代、30代の若い読者に向けた本を」という依頼に、あれ？　と思ったのです。本を売ることを考えたら、きっと50代以上の世代に向けた本のほうが売れるはず。なのに彼女は自分と同世代の20代、30代に向けた本を作りたいと言ってきた。……もしかしたら彼女自身も、何かに悩んでいるのかしら、と。

1年半の間、この本の打ち合わせと称して二人で話していく中で、20代の彼女が悩む、パートナーとの関係や、体や心の不調について、少し長く生きている先輩としてアドバイスをしたり、時には彼女の話すことで私が学ぶことがあったり。そんな私たちの対話の中から、20代、30代の読者の方が気になっていると思われるトピックスを一冊にまとめました。

この1年半を通して、黒川さんの悩みは少しずつ解消しているようです。彼女と同じように悩んだり迷ったりしているあなたに、この本をお届けできたら、そしてこの本が変化のきっかけになったのなら、こんなに嬉しいことはありません。

膣のケアなど、様々な考え方やメソッドをこの本ではお伝えしていきます。女性性として日々を心地よく過ごすためにも、膣まわりの知識とケアは必要ですし、その大切さを日本の女性全員に理解してほしいと考えているからです。

でもそれをただなぞるだけではダメ。心の底から湧き上がるあなたの思いに敏感になってほしいのです。好きとか嬉しいというようなプラスの感情を大切に、悲しいとか切ないというようなマイナスの感情をどう解消していくのか。心の問題にも腟まわりは大きく関係してくるのです。ちょっと信じられないかもしれませんね。

もしかしたら、腟のことを考えるなんて恥ずかしいと思う方もいるかもしれません。しかし、腟まわりを健やかに保つことは、女性性として生まれたからには真剣に取り組んでほしいことなのです。

人生100年時代の今、手をかけてあげた分だけ腟まわりはしっかりと弾力を持って、女性の体を下支えしてくれるでしょう。この本を読んだあなたにも、ぜひそんな変化を楽しんでいただきたいものです。

Contents

第3章

大切な膣のケアと、その方法

Contents

第5章

膣と心の関係

Contents

第7章

将来のためにしておきたいこと

第1章

膣のこと、大切にしていますか？

子宮や膣などのいわゆるデリケートゾーン。女性にしかないこの場所は、とても繊細で大切にしなければならないところです。でも、なぜ大切にしなければならないのか、あなたは知っていますか？　決してスピリチュアルな理由ではないのです。女性性として生きていくうえで避けては通れない膣との関係を、この一冊で一緒に考えていきましょう。まずは体の中で膣がどのような立ち位置にあるのか、基本のところをお伝えいたします。

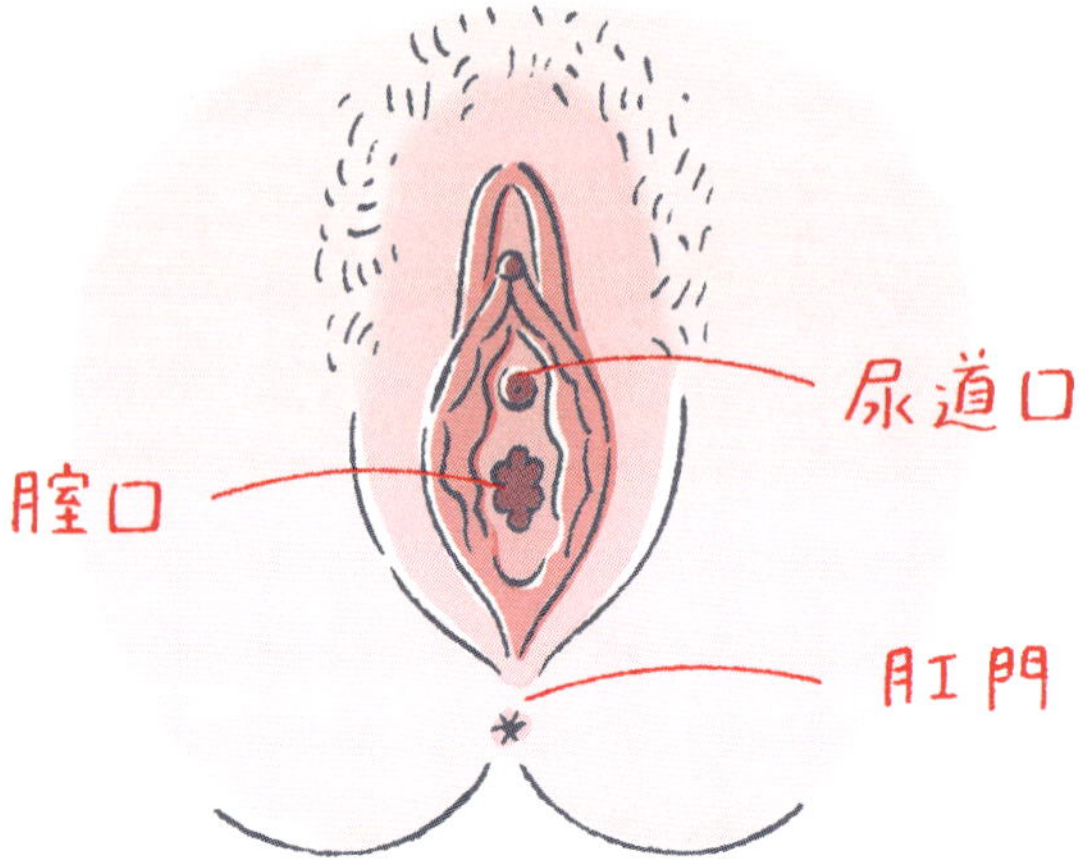

体の中の、膣

まず初めに、この本で扱う膣まわりというのがどこのことを指すのかお伝えしましょう。膣まわりとは、尿道から肛門までのいわゆるデリケートゾーン、もしくは外陰部と呼ばれている場所のこと。膣まわり、と聞くと、膣口のことだけだと思ってしまう方もいるかもしれませんが、そうではなく広くデリケートゾーンのことを指します。なので、あとから触れている膣まわりのケアも、きちんと尿道から肛門まで広い範囲で行ってあげることが大切なのです。

さて、膣です。膣という部位は、体の中でどういった存在だと皆さんは考えていますか。もしかしたら、そんなことを考えたこともないという方も多いのではないでしょうか。

膣とは、子宮という臓器と体の外側を繫ぐ、窓のような存在だと私は考えています。婦人科の内診を受けたことのある方は想像しやすいかと思うのですが、膣口から指を入れると、臓器である子宮に触れることができるのです。そんな場所、体の中で他にはありませんよね？

そのため、膣を守ることは子宮や卵巣などの女性器を守ることに繫がっていくのです。毎月の排卵も、生理痛も、外から指で触れられるような場所で起こっているのかと思うと、なんだか不思議な気がしませんか。

また、膣が体のどこにあるのかを考えてみてください。体の中心部、足の付け根の真ん中に存在しています。

インドに古くから伝わる伝統医学のアーユルヴェーダでは、体を動かす元になるエネルギーは、膣の近くからスタートすると考えられています。元気の気は、すべて膣まわりから巡っていくのです。

立っているときは体の中心に、座っているときはどっしりと構えた基礎の基礎に、膣まわりは存在しています。ついつい忘れてしまいがちですが、すべてのど真ん中、一番の中心が膣なのです。そのことをフランスで学びました。

膣と聞くと、毎月の生理で辛い思いをしている方は、痛くて面倒くさい場所だと思っているかもしれませんね。しかし、女性にしかない神秘的で大切な場所なのです。抱きしめて愛おしむように、接してあげてほしいものです。

膣と心は繋がっている

人間の三大欲求とは、食欲、睡眠欲、そして性欲です。

これらは、ホメオスタシスと呼ばれる体の自己調整機能によって、体の中のバランスを崩さないために、各個人の意思ではなく自律神経からの指令として欲されるものなのです。

食欲はわかりやすいですよね。体を動かすエネルギー源となるものを取り入れることが目的です。睡眠欲は、一日働いた神経を休めるとともに、取り入れたエネルギー源を原料として新しい細胞を作ることが目的です。

では性欲はどういった目的があるのでしょうか。

女性は3歳ごろから膣を気にし出す傾向にあります。これは自然なことで、皮膚感覚の違いを学んでいるだけです。その後小学校3、4年生ぐらいからマスターベーションを知り、中学生になるころには初経があり、女性としての体ができ始めます。

女性としての体が完成する18、19歳ごろには排卵の前に性欲が湧くようになります。性欲とは、体の準備が整うことと快感を知るトレーニングの合わせ技によって、妊娠のための準備ができていることを教えてくれるものなのです。


しかし、皆さんは自分が性欲を感じるという感覚が、わかりますか？　わからないという方が多いのではないでしょうか。

性欲と言われてもピンとこない方は、たとえば異性が魅力的に見えたり、パートナーに触れたいという思いが強くなったり、今日は可愛くメイクをしてみようと思ったり、気になるあの人に話しかけてみようと思ったり……。そういう、むずむず、キュンとする気持ちのこと。そんなサインに耳を傾けてみてください。

卵巣や副腎からはテストステロンという男性ホルモンが分泌されていて、この作用で性欲を感じます。女性の体に男性ホルモンが分泌されているというと不思議に感じる方もいるかもしれませんが、これもホメオスタシスの作用です。

なんだか人恋しいとか、今日はいちゃいちゃしたい気分♡　とか、そういった気持ちは心で感じているように思うかもしれませんが、実は体からのサインだということです。

中には性欲を感じることが恥ずかしいことだと思っている方もいるかもしれませんが、恥ずかしがることではありません。心が求めているのではなく、体が求めていることなのです。

また、P107から詳しく述べますが、セックスやマスターベーションによるオーガズムによって、様々な脳内ホルモンが分泌されます。オーガズムを得たときにぼーっと頭の中が白くなったりしますよね。それは体も心もリラックスした状態だと言えます。

また、セックスなどの肌の触れ合いにより、オキシトシンやβ-エンドルフィンなどの幸福ホルモンも分泌されるとわかっています。

膣にまつわる快感で、深いリラックス状態や幸せな気持ちになることもできるのです。

せっかく湧き上がってくる欲望に罪悪感を持ってしまうと、自分を否定することに繋がり、自信や誇りを失い自己肯定感が低くなる原因にもなります。

体に宿る本能に罪悪感を持たず、高めてあげましょう。性欲も快感も大いに認め大切に思うことで、生命力を輝かせることに繋がります。

膣は体と心と繋がっていることを知ってほしいと思います。

なぜ膣まわりを大切にしなければならないの?

ここまでで膣とはどんなところか、何となくわかってきたのではないでしょうか。この本では、様々な角度から膣まわりのことについてお話をしていきます。

さて、私は膣まわりというのは女性の体の中でも最も大切にしなければならないところだと考えています。それはなぜでしょうか。

P15でもお伝えした通り、膣というのは子宮=臓器と外を繋ぐ、窓の役割をしています。なので、膣を大切に慈《いつく》しむことは子宮などの女性器のケアにも繋がるのです。

女性器というのはとても繊細な臓器です。何しろ、卵巣と卵管は繋がっていないため、卵子が卵管にたどり着くためには大きなパワーが必要ですし、卵管から子宮まで、決して近くない距離を卵子は移動しなければならないですし……。外からの刺激で簡単にバランスが崩れてしまう臓器なのです。

そんな女性器を直接ケアすることはできませんが、指を伸ばせば届くほどすぐ近くにある膣のケアをすることは、女性器のケアに繋がると私は考えています。


また、Ｐ14でもお伝えしたように、膣まわりというのは尿道から肛門までのことです。尿道や肛門は体の中から不必要になったものを排泄する器官です。

実は人間の体にとって、入れることよりも出すことのほうが重要なのです。

体の中を再生していく中で、入れることは口から食べる以外の方法でも行うことができます。しかし、出すことができなくなると、体内のバランスは一気に崩れて、命の危険にもなるのです。


そんなふうに大切な排出を担っている尿道、肛門と、女性器に繋がる膣口が三つ揃いに、存在しています。膣まわりとは、そんな場所であることを知っておきましょう。

第2章

体の構造、知ってる？

第1章では腟まわりがいかに大切な場所かお伝えしました。さて皆さんは、自分の腟がどんな構造になっているか知っていますか？　学生時代、保健体育の時間に子宮や卵巣のイラストを見た記憶はある……というぐらいの知識の方も多いのではないでしょうか。この章ではあなたの大切な体の一部である、腟の構造についてお伝えします。ぜひ、ご自身の腟の色や形もチェックしてみてください。

自分の膣を見たこと、ありますか？

出産のときに新しい生命を生み出す道であり、毎月の生理と付き合う部分。そしてセックスではパートナーを感じ共有する感覚器官になるなど、膣はあなた自身の人生に密接している器官です。

そんな繊細で尊い膣ですが、あなたは自分の膣を見たことがありますか？　そして触ったことはありますか？……こう20代、30代の女性に問いかけると、見たことはもちろん、触れたこともない人がとても多く残念に思っています。20〜30年一緒に過ごし、しかも生理という月に一度のイベントもあるとても身近な存在なのに……！

なぜですか？

〝人間と性〟教育研究協議会の2016年のデータによると、思春期の女性の中で自分の膣を見たことがある、と答えた人はわずか40%。触って感触を手で感じたことがある人は60%だそうです。出産の段階になって初めて見たと答える人も多くいる状況です。

見たことがないという女性に理由を聞くと「幼いころから大切な場所と教わり、むやみに見てはいけないと感じていた」「そんなところを見るなんて、恥ずかしいことだと思っていた」と話します。確かにとても大切な部分ではありますが、そんな大切な場所のことを自分自身で知らないなんて、おかしいと思いませんか?

大人になってから恋人や夫には見せるのに、自分自身で見たことがないというのはいけません。自分の体の大切な場所ですから、ぜひ大きめの手鏡を用意して、一度じっくりと見てみましょう。

膣まわりは様々な器官が密集しています。出産のときに子どもが誕生する膣口が中央にあり、そのまわりにあるヒダが小陰唇。その外側にある大きなヒダを大陰唇と呼びます。膣口よりも前には尿道口があり、小陰唇の前方の先端あたりについているのが陰核とも呼ばれるクリトリスです。膣口よりも後方、お尻のほうに肛門があり、膣口と肛門の間の部分を会陰と言います。

清潔にした手で触れて、指先でその感触を確かめ、触れられたときにどう自分が感じるかをゆっくりと体感してみてください。アンダーヘアがある方は手で上手にどけて、膣まわりから奥の様子もしっかり見てみましょう。

クリトリスがどの位置についているか、小陰唇の大きさや色やそのまわりの状態も、乾燥しているのか潤っているのかを確認してあげるのです。

アンダーヘアをかき分けて、しっかり確認できましたか？　さて、あなたの膣まわりはどんな様子だったでしょうか。

中には、その色や形について気になった方も多いと思います。少し不安になってしまった人もいませんか？　でも大丈夫です。私は植物療法士として出産ケアなども行っているため、国内外の2000人あまりのデリケートゾーンを観察しています。女性器のまわりは本当に十人十色。国によってもまったく違っています。日本人は大陰唇が大きく発達し、ヒダの部分が浅黒い人が多い傾向があります。

アダルトビデオの影響などで、デリケートゾーンの色はピンクのイメージがついてしまっている人もいると思いますが、アダルトビデオはメイクで色を変えている場合もあります。多くの日本人女性は浅黒い人が多いので、心配しないでくださいね。実は、デリケートゾーンが黒ずんでいくのは女性として成熟したことの証でもあります。少し思い返していただきたいのですが、胸の乳輪は大人になるにつれて色素が濃くなってきませんでしたか？　それと同じように、メラノサイトの働きでデリケートゾーンの皮膚も成長とともに、色素が濃く、浅黒くなっていくのです。デリケートゾーンが浅黒いのは遊んでいるから、などという考え方はまったく正しくありません。

そして、この本を読んでしっかりとケアをしてあげれば、デリケートゾーンの肌が潤いに満ちたものに変わっていきます。もっと愛着が湧くようになると思いますよ。

また、そのときの体調や年齢とともにデリケートゾーンは色や形、状態も変わってきます。定期的に自分の膣まわりを確認することは、自分自身を深く知るきっかけに繋がるはずです。習慣として身につけておくといいでしょう。

慣れてきたら膣の中にも指を入れて触れてみてください。怖いと感じてしまう人もいると思いますが、触ったことがない人はきっと初めての感触に驚くでしょう。膣の中の状態は人それぞれです。自分の膣が上に向かっているのか、下に向かっているのか。ヒダがたっぷりあるのか、ツルツルなのか……。膣の中に触れてみることで、またひとつ、自分を大切に思うきっかけになるはずです。

ただ、セックスをしたことのない人は無理に膣の中に指を入れる必要はありません。自分の体の声を聞きながら、優しく触ってみてください。

見てはならないところ、触ってはなおいけないところという刷り込みを持っている人も多いかもしれません。

何となくいやらしい！　汚らしい！　恥ずかしい！　という気持ちを持ってしまっているかもしれませんが、その気持ちが一生腟まわりの出来事から意識を遠ざけ、大切な腟まわりの知識を得られなくなってしまいます。それはとてももったいないことです。それに、自分の腟を見たこともなければ触れたこともないという状態のままセックスに突入することほど怖いことはありません。

自分の体を知るうえで重要な一部が腟まわりのこと。知って、見て、感じてみることが大切です。今からでも遅くはありません。さっそく手鏡を！

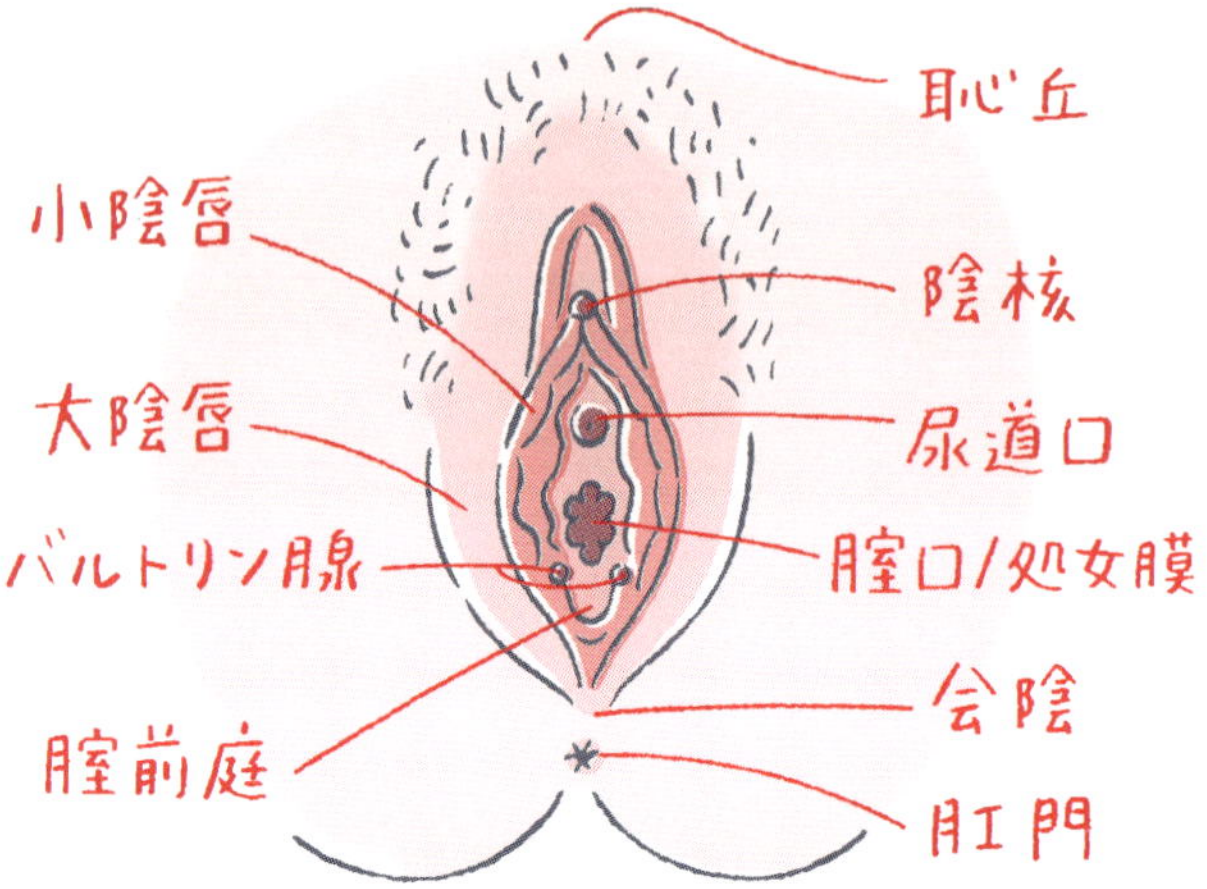

フランスでは聖域です！

さて、膣を触ってみるというファーストミッションをクリアした皆さんに、女性の膣まわりの構造について簡単にお伝えします。膣はフランスなどのヨーロッパでは聖域だと思われているんですよ。恥ずかしいところだと思われている日本とは大違いですね。

膣は、大きく、外側から見ることのできる外性器と見ることのできない内性器に分けられます。

外性器

Ｐ27でも触れましたが、膣まわりは人によって本当に様々な見た目をしています。色も形も様々で個性豊かなのです！

●恥丘

陰毛の生えている部分で、ふっくらしています。恥丘の下に、恥骨と呼ばれる骨があります。〝恥〟なんて文字がついているけれど、私は〝美丘〟でいいと思います！

●大陰唇

恥丘の下から肛門の手前にあり、左右にふっくら盛り上がっている部分です。尿道口や膣口を覆って保護しています。汗腺や皮脂腺が多い部分なので、特有のニオイがあります。成長するにしたがって、日本人は色素沈着で褐色になりやすい箇所。問題はありませんが、保湿をしておくと褐色になりにくいです。

●小陰唇

大陰唇の内側にある、平行した2枚のヒダのような部分。弾力性と伸縮性に富んでいて、性的な刺激を加えると充血して大きくなります。小陰唇の大きさに悩む人が多いですが、個人差があるので問題はありません。

●陰核（クリトリス）

小陰唇の前方で包皮に包まれている小さな突起部分。性的快感の源で、血管と神経組織が集まっていて刺激を受けると勃起する海綿体構造になっています。表面に表れている部分はほんの一部で、内性器にクリトリスの続きの大きなふくらみ（前庭球）と、そこに覆いかぶさるようにもうひとつのふくらみ（陰核脚）が左右に2つずついています。膣内のGスポットと言われる性的な快感を得るところの後ろ側に、クリトリスの前庭球が存在していることがわかっています。

●膣前庭

大小陰唇に囲まれた尿道口や膣口の周囲の部分。骨盤底筋群のひとつである球海綿体筋という筋肉があります。オーガズムに達すると、この筋肉が収縮して膣口を引き締めます。この下にある前庭球は刺激を受けると膨張し、膣口近くにあるバルトリン腺を圧迫するという役目があります。バルトリン腺は圧迫されると粘液を分泌します。

●膣口

膣の入り口。柔らかい粘膜でできていて、ペニスが入ってきても耐えられる伸縮性を持っています。

・処女膜

膣口の奥にあって、形や厚さ、強さは人によって違います。

・尿道口

陰核と膣口の間にあり、ここから尿が出てきます。まわりには尿道括約筋という筋肉があり、尿が漏れないように入り口を閉めています。

・バルトリン腺

膣口の左右にある分泌腺。膣前庭に圧迫されると、乳白色の粘液が出てきて膣口付近を濡らします。この粘液が愛液と呼ばれます。

・会陰

大小陰唇がくっついている後ろの部分から肛門までのこと。通常は2～3センチくら

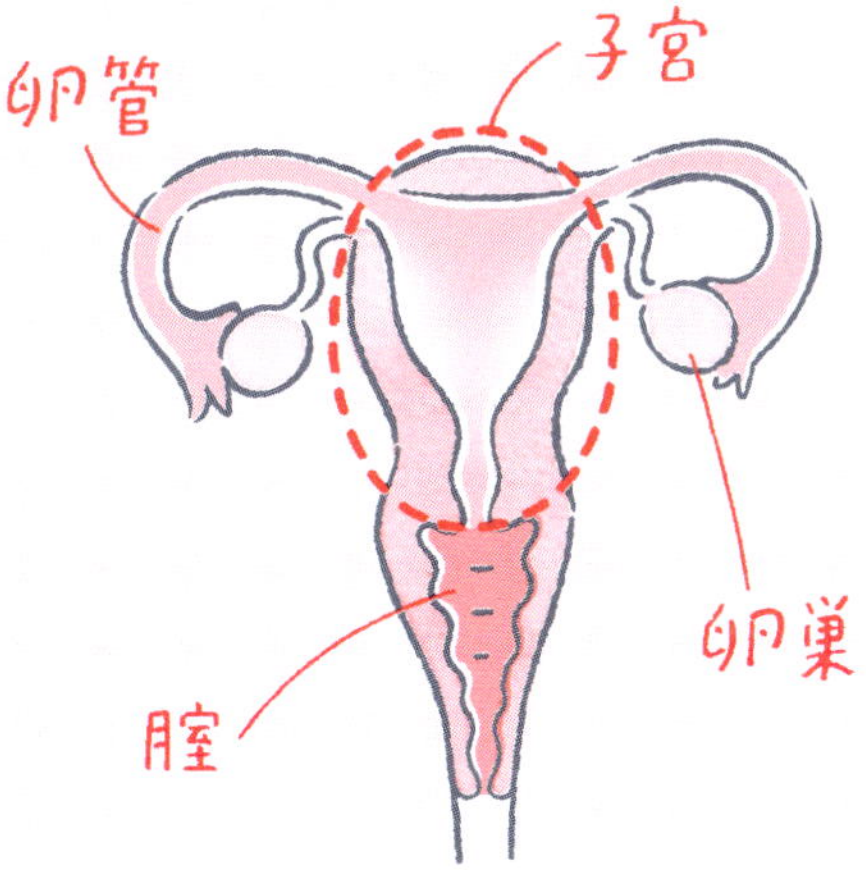

いの幅ですが、出産時に赤ちゃんの頭が出てこられるくらいに伸縮性に富んでいます。

内性器

女性の体は神秘的です。内性器がそれぞれどのようなもので、どんなふうに働いているのか、そしてどのような役目を果たしているのか一通り知っておくことをおすすめします。

●膣

膣口から子宮まで続いている長さ7〜8センチほどの器官。内部はヒダのたくさんある粘膜で覆われています。通常時はこの粘膜の壁がくっつき合っています。生理の経血やおりものがここから外へ出ていくため、通路の役割もしています。

子宮の入り口には膣円蓋《ちつえんがい》という広い場所があります。ここに精液が溜まって子宮膣部が浸ることで、精子が子宮に入りやすくなります。

●子宮

私たちはここで育って生み出されてきました。通常は長さ8〜9センチ、厚さ1〜3センチ、重さ50グラム程度ですが、妊娠するとどんどん伸びていき30センチくらいになります。

●卵巣

左右の卵管の下にあります。大きさは親指の先ぐらい。女性は胎児のときからすでに、数百万個の原子卵胞がこの中に入っています。卵胞の中には卵子がひとつずつ入っていて、成熟し、排卵期を迎えると、卵胞の膜が破れて卵子が飛び出してくるのです。

2つの卵巣から毎月交互にひとつずつ排卵されると仮定すると、一生のうちで約500個の卵子が使われることになります。

こんなに複雑でありながら絶妙に繋がっているのが、女性独自の体の構造です。排泄ばかりでなくパートナーとのセンシュアルな関係性を生み出し、そして生命が生み出される産道でもあります。

パートナーとのセックスは年齢を重ねていくとより大切になります。そのときのためにも、女性の体をある程度理解しておきましょう。

膣って何をしているの？

ここまで、膣まわりの大まかな構造を理解していただきました。

膣は人生の中で、ともに迎えるイベントが多い場所です。おりものや生理の経血を出す場所であり、セックスでパートナーと関係を深める場所であり、出産をする場所でもあります。それらの役割を果たすために、日々繊細な変化をしながら準備しています。

まずおりものは、そのときの体の変化を教えてくれる、子宮からのサインです。感染症の可能性や免疫力の低下などで、おりものの色やニオイは変化します。健康なときのおりものは、甘酸っぱいようなニオイがします。生臭いニオイがしたり、色が黄色や緑に変化したりしているときは要注意。すぐに病院へ行ってください。

また、生理の周期によってもおりものの様子は変わります。生理の直後は経血が混ざって色は茶色っぽくなり、量は少なくサラッとしています。その後の卵胞期はサラサラとし、ニオイが強くなりがちです。妊娠しやすい排卵期は生卵の白身のようなおりものが増えるタイミング。黄体期はどろっと粘性のある質感で、空気に触れて時間が経つと黄色くなるのが特徴です。

生理は子どもを産むための準備という他に、女性ホルモンがしっかりと働いているという目印でもあります。

将来子どもを産まない選択をしていたとしても、女性として生まれたからには、女性ホルモンのバランスを整えたほうが、健康的で豊かな生活ができます。なぜなら、女性ホルモンは体だけでなくメンタルにも影響を与えるから。きちんとしたリズムで分泌されることで、気持ちを穏やかに整える効果もあるのです。

そしてセックスはパートナーに自分の心を開き、お互いを感じ合い、絆を深め、次の命へと繋いでいく行為です。セックスで授かった命は、出産時多くの場合、膣から誕生します。出産は辛いイメージですが、柔軟な膣であれば苦しみも緩和できるのです。

このように膣は、体の状態を伝え、オーガズムを感じ、生命を生み出すという、人としての大きな役割を果たしているエネルギッシュでセンシュアルな部分なのです。それらをきちんと行うためには、膣をケアすることは避けられないはず。丁寧にケアをして、膣と向き合い、健康的で美しい膣を目指しましょう。

膣とは女性の心と体を整えるための、最重要器官なのです。

目指すべき美しい膣の状態って?

男性器と違い、膣をはじめ女性器は体に埋まっているため、他の人と見比べることがなかなかないですよね。そのため、どういった状態が正しいのかわからない人が多いと思います。

P31でもお話しした通り、外性器の色や形は、人それぞれ様々なタイプがあります。そして膣の中も、シワや締まりの状態などは人それぞれで、年齢や妊娠・出産経験でも変化します。見た目がどんな色や形でも、ふっくらとした皮膚と、潤いがあるということが重要です。

20～30代では、膣まわりの皮膚はふっくらとして、膣内部の膣壁も厚みがあり、しっとりと潤っているのが健康的な状態です。伸縮性もあり、柔軟で膣口もキュッと締まっていることが理想とされています。
そこから年齢とともに卵巣の機能が低下し始め、それに伴い女性ホルモンの分泌も欠乏していきます。すると膣は乾燥しがちになり、ホルモンの影響で、まわりの筋力も落ちていくようになると言われています。

皆さんに目指してほしい健康的な膣の環境をお話ししましょう。大前提として乾燥は絶対にダメ。常に潤いが保たれていることが大切です。膣の分泌液により膣内の新陳代謝が上がり、膣壁をふっくらと整える働きがあります。
乾燥状態が続くと皮膚はどんどん硬くなり、ゴワゴワの皮膚をまとっている状態になります。膣壁もどんどん薄くなります。

乾燥して膣壁が薄くなった膣は、女性ホルモンの分泌を不安定にします。粘液の不足で自浄作用が落ち免疫力も低下し、膣の萎縮や肌の炎症などのトラブルが起こる可能性も高まります。そして性交痛を感じてしまうなど、普段の生活にも苦痛を与えることがあるのです。

乾燥した膣が体に与える影響をひとつずつ見ていきましょう。まず、女性ホルモンの分泌についてです。

女性ホルモンは卵巣から分泌されて、全身に作用しています。肌にハリを与えて髪にツヤを出し、骨を強くして、生理の状況も安定させます。そして気持ちの波も穏やかに整えるのです。卵巣や子宮に繋がる膣も女性ホルモンによって、潤いや弾力を保っています。

卵巣から分泌される女性ホルモンですが、卵巣は脳と繋がっていて、脳からの信号で分泌をしています。そして脳と卵巣を繋いでいるのが自律神経です。

自律神経はとても繊細で、脳が指令を出したときに卵巣から上手く女性ホルモンが分泌できなかったり、反対に卵巣からの指令を脳が受け取らなかったりすると、乱れてしまいます。

ですから、この3つの器官を上手く働かせるためにも、卵巣に繋がる膣の環境を整えて、女性ホルモンの分泌を安定させる必要があるのです。

他にも影響があるのが、膣の自浄作用です。子宮や卵巣と体外を繋げる膣は、様々な雑菌やウイルスの侵入を防ぐ役目もあります。そのために粘液がとても大切で、常に粘液を分泌してしっとりとした膣でいなければなりません。

膣は外部からの刺激に弱い部分ですが、いつも清潔な状態にしておくのはむずかしい場所です。構造が複雑なため、雑菌が溜まりやすくムレやすいですよね。潤いの足りない膣はとても危険な状況と言えるでしょう。

膣には腸と同じく善玉菌がおり、これらの働きで膣内の環境を保っています。この善玉菌の栄養分として大切なのが、エストロゲンという女性ホルモンなのです。
善玉菌によって雑菌などの侵入を阻止して、おりものとして体外に排出しますから、そういった意味でも潤いと女性ホルモンの活性化はとても重要と言えます。

このように、全身の健康と心の安定に繋がっている膣。ちょっと信じられないなと思った方もいるかもしれませんね。膣もまだ若い状態の20代、30代の時期に日常的なケアを強くおすすめしています。丁寧にケアをすれば健康な状態を長く維持できますし、もし今は少し状態が悪くても、すぐにケアを始めれば潤いが絶えないふっくらとした膣を取り戻せると思います。

そして、加齢とともに訪れる変化にも柔軟に穏やかに対応する準備ができるはずです。膣の健康は人生の選択肢を広げてくれます。自分の望む人生を、美しく生きていくために、まずは美しい膣を一緒に目指していきましょうね。

グローバルな、膣

膣は今、世界的にも注目されています。

昨年、イギリスでフェース学会という医学会が開催されました。フェースというと、顔の学会？　と思われるでしょう。顔のどのようなことが学会で発表されるのだろう、と。

実はフェース学会とは外陰部、つまり膣まわりについて論じる学会です。膣まわりと言っても、様々な器官が集まっていることはＰ25でもお伝えしましたね。日本では尿道については泌尿器科ですし、外陰部などの肌は皮膚科。膣は婦人科内科と各器官で専門医が分かれています。

しかしイギリスでは、膣まわりすべての器官を包括してフェースと呼ばれています。

そしてフェース学会とは、外陰部や膣まわりの諸症状や環境、アンチエイジングにいたるまで、トータルして医学会で議論し合うものです。膣はまわりの器官と関係性が深く、すべてを把握してこそケアに繋がると考えられていることから、このような学会が開かれるようになりました。

私は、女性にとって一番大切な器官が膣だと思っています。それは、女性ホルモンを分泌させる子宮と体外とを繋いでいる器官だからです。つまり私がおすすめしている膣のケアは、子宮をケアすることにも繋がっているのです。そして子宮をケアすることは、私たちが毎日の生活で影響を受けている女性ホルモンのケアにも繋がっています。

性という領域を包括して考えて探究していくうえでも、膣は最も重要なところになります。膣まわりを大切にし、観察し、ケアしながら慈しむことが、女性として長い人生を歩くうえで必要不可欠。そんなふうに考えています。

前述しましたが、膣には生理、セックス、出産という大きな役割があります。これほど活躍してくれている膣まわりですから、正しい知識を持ち、しっかりとケアしなければ、一体どうなるでしょう。

膣まわりのケアを怠れば、ムレやかゆみで悩んだり、ホルモンのバランスが崩れてPMS（月経前症候群）がひどくなったり、尿漏れなどを引き起こします。膣が萎縮したり粘液が出づらくなったりすれば、性交痛が起きてセックスレスの原因になります。膣の乾燥は、病原体などをブロックする自浄作用が弱くなるため、感染症にかかりやすくなります。

このような状態はしょうがないことで、我慢するしかないのでしょうか？　そうではないはずです。膣まわりのケアをしっかりとしてあげることで、多くの問題が解決していきます。

次の第3章では、具体的なケア方法をお伝えします。

第3章

大切な膣のケアと、その方法

ここまでで、膣の構造についてはわかっていただけたかと思います。複雑な構造だからこそ、ムレやかゆみなどは誰もが抱える悩みで、我慢するしかないことだと思っている方も多いのではないでしょうか。でも、そんなことないのです。この章では、膣のケアがいかに大切かということ、その方法についてご紹介します。ケアを始めると、どんどん自分の体のことが愛おしくなってくると思います。

膣のケアとは「清潔にする」「保湿する」「筋力をつける」の3つ

私がフランス・パリに滞在していた1994年ごろの話です。デリケートゾーンケア、いわゆる膣まわりのケアの話を聞きました。

フランスでは生理が始まるころ、母親が娘に、女性の体における大切なお話をするそうです。膣まわりのこと、生理のこと、ケアの仕方、そしてセックスにいたるまで、女性として自身の性を大切に肯定できるように、体の変化を一緒に喜んであげながら会話するのです。

私たち日本の女性も小学生のころ、男女に分かれて第二次性徴の説明を受けた覚えがあります。しかしそれはあまり内容がなく、何となくひそやかで、うちに帰っても伝えづらく、暗いイメージでした。またセクシャルな場面がドラマなどで出てきたとき、両親はさりげなくテレビを消してしまったことを思い出します。

膣まわりのことは誰にも相談できない話だったという思い出があります。多くの女性が同じ印象を持つのではないでしょうか。

本来、女性器や性について正しい知識を持つことが、素敵な恋愛や心地いいセックス、そして妊娠出産という大イベントに繋がっていきます。

昨今、セックスレスに不妊症、生理痛や更年期の諸問題は大きくクローズアップされているようですが、女性の性や膣まわり、セックスについて楽しく伝えてくれる環境がないように思います。とても残念なことです。

女性は子どもを産むことのできる性にあるわけですから、恥ずかしがらず、いやらしいことと蓋《ふた》をせず、しっかりと膣まわりのケアをしてほしい。

こうした習慣を子どもの世代に伝えていくことの大切さを感じます。

子どものころ、そういった習慣を知ることができなかった私たちですが、今からでも遅くはありません。ぜひ、膣まわりのケアを今日から始めてみてください。

ケアの中心は「清潔にする」「保湿する」「筋力をつける」の3つ。次から、ケアの仕方を詳しく見ていきましょう。手をかけてあげた分だけ、どんどん膣の状態はよくなるはずです。

ケアができていないとどうなるの？

ここまで読んでくださった方は膣のケアが大切だと、何となく気付いているかもしれませんが、膣のケア不足は様々なトラブルの原因となってしまいます。どういったトラブルが起こるか、詳しく解説します。

まずお伝えしたいのは、膣のトラブルはひとつの不調から様々なことに繋がる可能性があるということです。右ページでお伝えしたケアのポイントが3つありましたね。その3つが健康的で美しい膣に繋がるのと同じように、ひとつの不調によって他の問題が起こりやすくなるのです。

デリケートゾーンの悩みとして、皆さんが一番身近に思うのは、かゆみとムレではないでしょうか。専用の市販薬のCMもよく流れていますよね。でもこの2つのトラブルも、ケアの方法を正しく心得ていれば、薬に頼らずに済みますよ。

薬に頼れば症状は一時的に改善されますが、根本的な原因は改善されず繰り返してしまいます。毎日のケアを見直して常に健康で清潔なデリケートゾーンを目指しましょう。

では、かゆみとムレの他にはどんなトラブルがあるでしょうか？

これまでのお話の中で、乾燥は絶対にダメとお伝えしてきました。それはなぜか。乾燥こそ膣をはじめとするデリケートゾーンのトラブルへ繋がるからです。

膣の乾燥の原因はケア不足だけではなく、女性ホルモンであるエストロゲンの減少にもあります。エストロゲンの減少により膣上皮が薄くなり、その結果、膣内の善玉菌が減少して乾燥が起こってしまうのです。エストロゲンの減少は加齢とともに起こることですが、実は若い方でも、過剰なダイエットなどの生活習慣でエストロゲン不足になってしまっている人もいるそうです。

膣が乾燥してしまうと粘液が不足します。そして膣萎縮や性交痛に繋がり、免疫力が低下することで感染症のリスクが上がります。さらに不妊症やホルモンバランスの乱れによる冷えやむくみに悩まされ、生理痛もひどくなってきます。

潤いに満たされた膣は、トロンとした上質な粘液で満たされます。粘液は細菌から子宮を守る役割もありますから、粘度は高いほうが健康的と言えます。サラサラとしすぎている粘液は、免疫効果が弱まっている可能性があるので注意してください。

色やニオイの確認も大切です。黄色や黒っぽいときは膣内が炎症している可能性があります。いい粘液はニオイもほとんど感じられず、ほぼ無色透明な色をしています。

デリケートゾーンのケアをするときは、ぜひ一緒に自分の粘液をチェックしてみてください。清潔な指で、膣の粘液をすくい、親指と人差し指につけて、広げてみましょう。5センチほど糸を引くような粘度を感じられれば質のいい粘液と言えます。

潤いと同じく大切なのは筋力です。骨盤底筋群の筋力の低下も、様々な病のきっかけになります。

骨盤底筋群は膣や子宮、直腸や肛門など臓器を支えています。この筋肉の力が弱まると、頻尿や尿漏れの原因になるのです。さらに大きな問題もあります。それは「骨盤臓器脱（性器脱）」または「子宮脱」という病です。初めて耳にした方も多いと思います。これは、子宮や膀胱《ぼうこう》、直腸などの臓器が外に飛び出してしまう病気です。

若い方にこの病気についてお話をすると驚かれる人がとても多いですね。今は若く健康な皆さんにとっては、子宮が外に飛び出してしまうなんて、想像もつかないでしょう。でも本当に起こってしまう病気なんですよ。

今の日本では60～70代の女性の約2割が子宮脱を経験しています。まだ皆さんにとっては遠いお話かもしれませんが、恐らく、今子宮脱になってしまっている方も、こんなことが起こるなんて想像もしなかったはずです。

お腹の臓器をハンモックのように、下から支えてくれるのが骨盤底筋群です。他の筋肉と同じように加齢とともに衰えてしまいます。さらに、出産を経験することでも弱まってしまいます。60～70代になり筋力の弱まった骨盤底筋群に臓器を支える力がなくなり、子宮などが外に出てしまうという症状が起こります。

子宮脱になってしまうと、恥ずかしさからなかなか病院へ行けない人も多いそうです。皆さんのこれから先の人生、悩みが少しでも減るように、今から骨盤底筋群のトレーニングを始めておきましょう。このトレーニングは、将来を見据えた、予防のひとつと考えてください。

これまでのお話でケアの重要性をおわかりいただけたと思います。脅すつもりはありませんが、膣まわりはとても繊細な部分ですから、不調に敏感です。なるべく平和に過ごすために、知っておいてほしかったのです。

気をつけてケアをしても、不調は訪れます。今までとは違う痛みや、おりものの色やニオイがおかしいなど、気になることがあったら、かかりつけの婦人科を受診してください。悩むよりもお医者さまのアドバイスを聞くほうが解決の近道ですよ。トラブルの連鎖に陥らないために、毎日のケアでデリケートゾーンに触れて、状態を知ること。そして変化に気付くことが大切です。

あなたが、あなた自身を労《いたわ》る特別な時間として、膣をケアしてみてください。

清潔にする❶ ソープの選び方

それではまず、デリケートゾーンの洗浄でポイントとなるソープの選び方を紹介します。

腟まわりは粘膜ですから、普通のボディソープでは刺激が強すぎます。専用のソープを選んで優しく洗ってください。

また、刺激を与えてはいけないからといって、お湯だけで洗うのもよくありません。なぜなら、腟まわりの汚れはちょっと特殊だから。通気性の悪い部分であり、汗や分泌物、排泄物などが陰毛と絡み合っています。これらはお湯だけでは落ちませんので、専用ソープが必要なのです。

これらの汚れによって、多くの人が悩むかゆみ、ムレ、ニオイが発生してしまいます。清潔に保つことで、悩みから解放されますよ。

清潔にケアをしていないと、免疫力が下がっているときには、汚れやムレなどによって雑菌や真菌（カビ）が繁殖してしまうこともあります。


ソープは、刺激が弱く優しいものにしましょう。

目や鼻に石鹸が入ったらどうでしょうか？　染みてしまってとても痛いですよね。デリケートゾーンも目や鼻と同じ粘膜でできていますから、ボディソープでは刺激が強すぎるのです。今までボディソープで洗っていて「痛いな」と感じたことがある人もいると思います。

粘膜には外部からの刺激に強い角質がなく、とてもデリケート。そんな繊細な場所にボディソープや石鹸を使うのは、やめてください。

それに洗浄力の高いソープは刺激が強すぎて、乾燥に繋がってしまいます。

こういった理由から、デリケートゾーンに使うソープはpHを調整した優しいものを選ぶようにおすすめしています。

また成分にも気をつけてみてください。化学成分たっぷりのものよりも、植物由来で自然に近い成分のもののほうが、自分の本来の治癒力に合わせて使えると思います。

オーガニック成分でも、泡立ちもしっかりあり、潤いもフォローしてくれるものがありますので、自分の肌に合うソープを探してみてくださいね。

清潔にする❷ 洗い方

デリケートゾーンを洗うときは、絶対に手で洗ってください。ボディタオルなどは必要ありません。

デリケートゾーンは、尿道口、大陰唇や小陰唇、クリトリスや腟口、肛門が入り組みとても複雑。自分の手で探るのが、一番丁寧に優しく洗えるのです。

まずは専用の洗浄剤をよく泡立て、デリケートゾーン全体に行き渡るように、泡を乗せてください。ポイントはたっぷり泡を乗せておくこと。泡が少ないと摩擦が起きて、肌を傷つける原因になります。

ではさっそく洗い始めましょう。P30の外性器のイラストとも合わせて、確認してみてください。

まずは大陰唇と小陰唇から。ヒダがたくさんありますから、大陰唇や小陰唇を指でつまむようにして洗ってください。

大陰唇と小陰唇の溝にも指を這《は》わせて洗います。それぞれのヒダの裏には、白くポロポロとしたカスのような恥垢《ちこう》が溜まりやすいので、注意して落としましょう。恥垢と呼ばれる膣まわりにつく垢は、ニオイや雑菌繁殖の原因となります。真菌症やクラミジアなどの病気のきっかけにもなるので、毎日丁寧に洗い流すようにしましょう。

クリトリスも恥垢が溜まりやすい場所のひとつ。ここは皮を被っている人もいると思います。皮を押し上げてむき、皮の内側に溜まった恥垢を洗うようにしてください。

続いて肛門まわりを。ここは雑菌が多いので他の部分に汚れが移らないように、最後に洗いましょう。

肛門まわりはシワが多く、そして意外と毛も多い場所。便がこびりつきやすく、拭き取りのときのトイレットペーパーのカスも残ってしまいがちです。なかなか自分の目で確かめることが難しい場所ですから洗いづらいと思いますが、脚を広げて、放射線状に刻まれた肛門まわりのシワを意識しながら丁寧に優しく洗いましょう。

それと、肛門よりも上のお尻の谷間も、ムレやすい場所です。ここも忘れないようにしてくださいね。

丁寧に洗うと、一時的に膣口から膣前庭の粘膜がむき出しの状態になるため、お湯やソープが染みることもあります。そんなときこそ、しっかりと保湿をすることが大切です。保湿方法についてはＰ68〜78でお伝えいたします。

清潔にする❸ トイレに入ったら

さて、これまでのお話の中で何度も「腟まわりを清潔に保つ」ということの大切さをお伝えしてきましたが、皆さん、トイレで用を済ませたときはどのように拭いていますか？

こんなこと、幼少期のトイレトレーニングで教えてもらって以来、話題になどなりませんよね。記憶にだって残っていない人がほとんどのはずです。

トイレは一日に何回も行きますから、間違った拭き方をしてしまうとその度に刺激を与えてしまいます。間違った方法で過ごしていると、せっかく丁寧にケアをしていても、ダメージを積み重ねてしまうので、注意しましょう。

しつこく「丁寧に」「優しく」とお伝えしてきましたが、トイレ後の拭き取りも2つのポイントは忘れないでください。強くこすったりなどはせずに、優しく押さえるように拭き取りましょう。

尿道まわりは難しくないと思いますが、肛門はシワが多いので拭き取りも少々大変かと思います。トイレットペーパーのカスがまわりの毛に絡まって残ってしまったり、拭き残しがあったりしやすい場所です。

ウォシュレットがあるトイレも多いですから、上手に活用をして肛門まわりを清潔にキープするようにしましょう。

デリケートゾーンの衛生アイテムとして、ぜひチェックしてほしいものがもうひとつ。それはハイジーンシートです。これはデリケートゾーンやお尻まわり専用のウエットティッシュのこと。持ち歩けるポケットサイズで、使用後はそのままトイレに流すことができるのでとても便利です。

お尻まわりはもちろん、膣まわりにも使えるので、外出中にニオイやムレが気になるときなど、日中のケアにぜひ取り入れてみてください。

デリケートゾーンを清潔にしておくことが、膣まわりのトラブル予防に繋がります。どんなに忙しくても、トイレに入ったときぐらいは、ゆっくり優しく丁寧に、デリケートゾーンを拭いてあげてください。

保湿する❶
何を使うの？

デリケートゾーンを清潔に整えたら、次は保湿をして潤いのある膣まわりを育てましょう。顔を洗った後もすぐに保湿しますよね。膣まわりは顔以上に乾燥しやすい場所なので、お風呂上がりはすぐに保湿してください。なるべく一日1～2回は、ローションやクリームで潤いを補うようにしましょう。

洗浄の際も専用のソープを使いますが、保湿用コスメもデリケートゾーン専用のものを選びましょう。ローションやクリームなど、保湿アイテムにもいろいろあるので、乾燥の度合いや、使用感の好みで選んでみてください。フェイスケアと同じように、デリケートゾーンのアイテムにも相性がありますから。

敏感な腟まわりを潤すための化粧品ですから、ナチュラルでオーガニックなアイテムが、やっぱりベストだと思います。数は多くありませんが、最近ではデリケートゾーン専用の保湿コスメも手に入りやすくなっています。成分を自分の目でしっかりと確認して選んでくださいね。

植物由来の成分として腟まわりの保湿におすすめなのは、女性ホルモンの調整作用も期待できるダマスクローズや、代謝を促進し皮膚の修復力がアップすると言われるザクロ種子油などです。

化学成分を控えていても、デリケートゾーンや女性ホルモンの働きに合わせた自然成分の力で効果があるアイテムはありますから、試してみてください。

また、悩みに合わせて選んでみるのもいいでしょう。たとえばデリケートゾーンのお悩みで多い黒ずみですが、生活習慣や食生活、女性ホルモンの乱れ、そして下着との摩擦によって色素沈着を起こしていることが原因です。デリケートゾーン専用のホワイトニングクリームもありますから、試してみてください。

見た目がキレイになってくると、手入れのしがいも感じられるようになり、楽しくなってくるはずです。

デリケートゾーンも顔の肌と同じで、潤いで満たされれば代謝もよくなり、健康的で美しい肌になります。今までケアをしていなかった人でも、これから始めればしっとりと潤った膣まわりになれますから、諦めずに手をかけてあげてくださいね。

保湿する❷ 保湿の仕方

さて、保湿ケアとは具体的にどのように行えばよいのでしょうか。
膣まわりの保湿方法は難しくはありません。でもフェイスケアとは少し違います。
まずはしっかりと洗浄したお風呂上がりにケアを始めてみましょう。

お風呂上がりにはバスタオルで体を拭くと思いますが、デリケートゾーンはタオルで拭かずにケアをします。膣まわりについている水滴は手で軽く払う程度にし、水分が残っている状態で専用のローションやクリームを塗りましょう。そうすることで、水分と保湿剤が程よく混ざって乳化するので、より保湿の効果があがるのです。

ですから、お風呂上がりはまず膣まわりの保湿ケアをしてから、体をバスタオルで拭き上げることをおすすめしています。フェイスケアよりもまずはデリケートゾーンケアからです！

ローションやクリームは粘膜質の部分を中心に塗ります。肛門まわりから膣口付近、小陰唇と大陰唇の外側はもちろん、ヒダの間に指を沿わせて丁寧に塗るようにしましょう。

直接塗ると冷たく感じることもあるので、両手の平を合わせて少し温めてから塗るのがおすすめです。

塗り方は手の平でパパッとではなく、指を使ってヒダの間やシワの間にも細かく塗っていくほうがいいですよ。

一番大切なのは膣まわりですが、鼠蹊部《そけいぶ》やお尻の下は、下着や座っている際の摩擦で肌に意外とダメージを受けています。そういった部分も保湿しておくと、肌のくすみや黒ずみの改善に繋がりますから、一緒にケアをしておきましょう。

特に「ここには塗ってはいけない」という決まりはありません。洗い方でも説明した通り、膣まわりは構造が繊細で複雑なので、最初は鏡を見ながら塗ってみてもいいと思います。塗り残した場所がないよう、丁寧に塗ることを意識してくださいね。

毎日ケアをするようになると、自分のデリケートゾーンを見ることが日常になると思います。しっとりと潤いふっくらとした膣まわりは、自分自身で見てもちょっと可愛く思えてきますよ。

保湿ケアは、毎日朝晩の2回、してもらいたいです。なぜならデリケートゾーンは、なんでもない日常生活の中でたくさんの刺激を受けているからです。

歩けば摩擦が起き、座れば圧迫されていますよね。環境もよくありません。構造的にムレやすく、排出の役割もありますから汚れやすい場所です。ですから、なるべく手厚くケアをしてあげてほしいのです。

朝はこれから始まる一日に備えて、潤いを与えましょう。

夜はその日、休む暇もなく私たちの体を整え、働いてくれた膣へ感謝を込めて、保湿をしてあげてください。

持ち歩けるクリームをポーチに入れておき、日中こまめに塗ってもいいと思います。そのときは、ハイジーンシートなどで清潔にしてから保湿するようにしましょうね。


フェイスケアだけでも毎日手間がかかって大変ですから、これを読んで面倒だなと感じる方も多いと思います。でも、面倒とも思わなくなるくらい膣まわりのケアが日常化したころには、ケアを始める前とはデリケートゾーンが見違えるようにキレイになっていると思いますよ。

女性ホルモンが活性化し粘液がたっぷり分泌されれば自浄作用が向上しますし、女性ホルモンの力で、膣まわり以外にもきっと美しい変化が起こっているはずです。

最近では雑誌で、膣まわりのケアについて取り上げてもらうことも多くなりました。以前は膣まわりにクリームを塗る、なんてお話をすると、とても驚かれたものです。今では様々な年代の雑誌やWEB記事でお話しさせていただく機会も増えて、ここ数年でデリケートゾーンへの関心度は確実に上がっていると感じています。

少しずつ膣まわりのケアについて認知されるようになってきましたが、本来ならば生理が始まった年齢から膣まわりのケアを始めるべきだと思っています。

日本はデリケートゾーンケアの後進国。先進国であるフランスでは、ケアの方法を母親が子どもに教えます。お店で扱っているデリケートゾーンケアのアイテムの数も日本とは全然違います。

膣まわりのケアが日本で常識になるにはまだまだ時間がかかると思いますが、自然な習慣になってほしいと思っています。

保湿する❸

オイルマッサージにもチャレンジ

膣まわりの保湿に慣れたら、次は膣の中のケアにも目を向けてみましょう。専用のオイルを使い、保湿とマッサージを行います。

マッサージの効果で新陳代謝がよくなり、傷んだ膣粘膜を修復してふっくらと弾力ある粘膜へ導きます。またオイルの効果でしっかりと保湿もしてくれます。

初めて膣マッサージという言葉を聞くという人は、大抵驚いてしまいます。自分で指を入れるなんて怖い、という人が多いのですが、手をキレイに洗って爪を立てたりしなければ大丈夫です。怖いと感じてしまうと力が入り、指を入れづらくなってしまいますから、マッサージをするときはリラックスしましょう。

使用するオイルは化学成分をなるべく使用していないものにしましょう。専用オイルも市販されていますし、植物性のナチュラルなものを使うのもいいと思います。

私が植物療法士として研究した中で、木の実の種から抽出するオイルが膣粘膜に合うということがわかりました。アプリコットやマンゴー、アーモンドやマカデミアナッツの種子から取れるオイルが特におすすめです。


マッサージの方法を説明しましょう。

まずは大陰唇、小陰唇、膣口のまわりにオイルを塗りこみながらほぐします。

慣れてきたら、オイルを手の平に出して、利き手の人差し指と中指に塗りましょう。

その2本の指を膣の中にゆっくりと入れ、第二関節くらいまで入ったら指の腹部分を膣壁に密着させ、膣壁をなぞるようにぐるっとオイルを馴染ませます。デリケートな場所ですから、激しく動かさないようにしましょう。優しくゆっくりと、爪も立てないように注意しましょう。

初めから無理に指を入れなくても大丈夫です。まずは膣口のまわりをオイルマッサージすることから始めてみて、できそうだったら膣内もマッサージしてみましょう！

保湿目的で行うオイルマッサージですが、オイルによる潤いとマッサージによる柔軟性のアップは、お産が楽になるという効果もあります。保湿ケアがしっかりされた柔らかくほぐれた膣は赤ちゃんが出てきやすいため、会陰切開をしなくて済む場合もありますよ。

生理中はどうする？

ナプキンなどの常用で刺激されてしまう生理期間中は、いつもよりも一層気を使ってあげましょう。

洗い方や保湿方法は基本的には変わりません。専用のソープで優しく洗い、ローションやクリームで保湿をしてください。普段よりも丁寧に洗い、優しくケアをしてあげてくださいね。

膣まわり以外でも体の調子が変わってしまう生理中。生理期間に合わせたケアもあるのでご紹介しましょう。

生理中はホルモンバランスが乱れてしまう人が多く、血の巡りが滞り、むくみなどのトラブルが現れることもあります。また、ナプキンなどの生理用品による刺激もあり、デリケートゾーンの乾燥にいつもより気をつけたいところです。

そんなナイーブな時期には、よもぎを使ったケアをおすすめします。最近では韓国の美容法としてよもぎ蒸しが人気ですが、よもぎは保湿力が高く、さらに血液の巡りを促してくれるので、生理中の膣まわりのケアにぴったりなのです。

漢方のお店では「艾葉《がいよう》」という名前で売られています。ネット通販でも手に入れられますよ。

使い方はとても簡単です。鍋にひと摑み入れて水と一緒に10分程度煮出しておきます。煮出した汁を洗面器などの桶《おけ》に入れて、そこへお尻から膣まわりまで浸かりながら洗ってください。普段、膣まわりを洗うときのように丁寧に優しく洗うようにしましょう。

膣の中まで洗ってみるのもいいですよ。膣の中に指を入れ、優しく経血の固まりを取り除くとスッキリするはずです。

よもぎ汁での洗浄は清潔さを保ちつつ、保湿もしっかり行ってくれるので、腟まわりの乾燥を予防できます。

また日中のケアとしてはハイジーンシートで拭き取って、デリケートゾーンを清潔に保つのもいいでしょう。気になるニオイやムレ、かゆみ、かぶれの予防に繋がり、生理中のストレスを少し減らせると思いますよ。

アンダーヘア問題

皆さんはアンダーヘアのお手入れはどうしていますか？　テレビでアイドルが「全部なくしています！」と暴露していたり、男性でもケアしている人が多いと聞くようになったりしてきました。それでもまだ、大体の人はVゾーンと呼ばれる、前から見えるビキニラインのお手入れ程度で止まっているのではないでしょうか。

デリケートゾーンケアの第一歩はアンダーヘアからとも言えるかもしれません。私はVゾーンだけではなく、女性器まわりのIゾーン、肛門まわりのOゾーンと、アンダーヘアをすべてなくしていいと思っています。なぜなら、そのほうがいいことばかりだからです！

まず、毛がなければトイレでのペーパーでの拭き取りが丁寧にできますから、それだけでデリケートゾーンが一気に清潔になります。

アンダーヘアがあることで、排出物やおりものが絡み付いて残ってしまい、それがムレやかゆみの原因となってしまいます。毛を処理するとその心配も減るのです。

そして、毎日のケアも効果を実感しやすくなりますよ。

アンダーヘアが残っているとクリームやオイルが毛にもついてしまい、肌への浸透の妨げになってしまうことがあります。アンダーヘアをなくしてケアを続けたほうが、デリケートゾーンの黒ずみ改善など見た目の効果も感じられて、ケアが楽しくなると思います。

アンダーヘアのお手入れは様々な方法があるので、自分自身に合うやり方で行うといいでしょう。ワックス脱毛や医療レーザーなど、種類も価格も豊富です。

医療レーザーでの脱毛は、時間はかかりますが終わってしまえばほとんど生えてこなくなるので、先々のことを考えるとても楽です。しかし、レーザーは黒い毛に反応しますから、アンダーヘアに白髪が混ざる前に済ませたほうがいいですよ。早い人は白髪が20代から出始めるので、始めるならすぐスタートさせたほうがいいでしょう。

中には「脱毛するときに、他人に全部見せるなんて恥ずかしい……」「温泉に入れなくなっちゃう!」「パートナーに変に思われないかな?」といろいろな不安を抱く人もいるでしょう。

心配はいりません。脱毛をしてくれるスタッフさんは多くの人のデリケートゾーンを見ています。あなた一人のことなんて、終わってしまえば忘れます。一度身を任せてしまえば、案外なんてことないと感じるはずです。

温泉や大浴場などでの他人からの視線ですが、これも気にならなくなります。アンダーヘアを処理すると、熱心にデリケートゾーンもケアをするようになりますから、「なんだか自分のデリケートゾーンに自信がついて、他人にどう思われているかなんて関係なくなりました！」という前向きな話をよく聞きます。

パートナーからの印象も、初めて見せた際にはちょっと驚く人もいるようですが、やっぱりアンダーヘアがないほうが清潔感もあるので、意外とすんなり受け入れられているようです。

VIOすべてなくすことに抵抗があるのなら、まずはIとOだけでも処理してみてください。膣まわりの環境が変わって、膣と丁寧に向き合えるようになるはずです。

筋力をつける

膣まわりのスキンケアを習慣づけられたら、膣まわりを支える骨盤底筋群のトレーニングも始めてみましょう。

骨盤底筋群は骨盤のインナーマッスル。子宮や膀胱、直腸などを支えているとても重要な筋肉です。自転車に乗ったときに、サドルが当たる場所にあります。

骨盤底筋群は他の筋肉と同じで、年齢や生活習慣などで劣化していきます。筋力が低下してしまうと、頻尿や尿漏れ、さらには子宮脱などの深刻な病気になってしまう可能性があるのです。

まだ若い皆さんには、いまいちピンとこない話だとは思いますが、今からトレーニングを始めれば、将来のトラブルを回避できるカギになります。頭の片隅に、将来こういった問題が起こる可能性があることを置いておいてください。

病気も怖いですが、もっと身近な問題として、膣圧が弱くなるということがあります。骨盤底筋群の筋力がしっかりとついている膣は、セックスで男性に与える快感も変わってきます。意外と男性はパートナーの膣の変化に気付くそうです。

しかし女性は自分で気付きにくい部分ですよね。女性が気付かないうちに、相手が締まりに不満を持ち、セックスレスの原因になっているカップルもいると聞きます。パートナーと長い年月を過ごすためには、年齢による膣力の低下を予防することも大切です。もちろん女性の締まりだけがいいセックスの要因ではありません。お互いにとって幸福感を得られるセックスについては、また後ほどお話しします。

お互いがより上質な快感を得られるように、早めに日々のケアとトレーニングをスタートしてみてください。

骨盤底筋群は妊娠、出産を安全に終えるためにもとても重要です。

女性の体に大きな負担を与える妊娠と出産。骨盤底筋群にきちんと筋力がついていると、安全にお産を終えることができます。赤ちゃんがお腹にいる間はしっかりと支え、出産時には赤ちゃんを外へと押し出す力になるからです。

出産時、骨盤底筋群はとても大きなダメージを受けます。分娩を行うと、一時的に骨盤底筋群がダメージを受け、かなり緩んだ状態になります。数ヶ月で元のように修復されますが、それほど骨盤底筋群は妊娠と出産にも大きく関係している筋肉なのです。

自分自身へのダメージを最小限に抑えるためにも、いつかのその日のために骨盤底筋群を鍛えておきませんか。

ではトレーニング方法をご紹介しましょう。

ひとつ目は座って行うトレーニングです。

フェイスタオルを用意し、20センチぐらいの長さになるようにねじり、椅子の中央に縦に置きます。自転車のサドルのように、置いたタオルが膣まわりに当たるように椅子にまたがります。

そして息を大きく吸って、息を止めながら膣を締め上げるようなイメージで5秒間力を入れ、今度は大きく息を吐きながら、5秒間で膣の力も抜きましょう。これを何度か繰り返すことで、骨盤底筋群を刺激し鍛えることができます。

このトレーニングのポイントは、ゆっくり大きく呼吸をすること。そして膣を締める感覚を摑むことです。タオルを挟むことで膣まわりを意識しやすく、正しい姿勢で行うことができるので、タオルを置いたほうがやりやすいと思います。

2つ目に立ちの姿勢で行うトレーニングも紹介します。

まず両脚を肩幅程度に広げて立ちます。膣を意識しながら息を大きく吸って、息を止めながら、膣を引き上げるように締めたらそのまま5秒間キープ。そしてゆっくり息を吐きながら、膣の力も抜きましょう。これを繰り返し行ってください。

さらに3つ目に、立った姿勢でできるトレーニングとして、かかとの上げ下げを繰り返すのも効果的です。ふくらはぎやお尻を引き締めるためによく行うトレーニングですが、この2ヶ所は膣にも繋がっているため、膣まわりの筋力アップにもぴったりの動作なのです。

どのトレーニングもこっそりとできるので、デスクワークの合間や通勤電車の中など生活の隙間で取り入れて日常的に鍛えてみてくださいね。

筋トレは継続することが重要です。無理なく続けられるものを、こまめに行うことが骨盤底筋の筋力アップになりますよ。

トレーニングを続けて効果を感じてきたら、実際に自分で確かめてみましょう。清潔に洗った指を1本入れ、腟に力を入れて締めてみてください。キュッと締まる感覚はありますか？　たまにチェックをして、自分の筋力を確かめてみてください。ヒップアップや腹筋のように、日常的には様子が見えない腟の筋力ですから、意識的に自分の状態をチェックするようにしましょう。

食生活で気をつけること

膣まわりのケアは、膣の粘膜を整え女性ホルモンの分泌を促進・安定させる効果があるとお伝えしてきましたが、直接的な膣ケアの他にも大切なことがあります。それは食生活です。

人間の体は食べ物を摂取し、その栄養によってそれぞれの器官を働かせ、成長や保護、修復などをしています。

日本では満足にご飯を食べることができている人が多いですが、近年では無理なダイエットや生活リズムの多様化により隠れた栄養不足の人が増えていると感じています。

また、食事で得たエネルギーの75%は体の熱を維持するために使われています。冷え症で悩んでいる女性は多いと思いますが、食事量の減少は体の冷えにも繋がりますから、食事制限によるダイエットは問題が多いのです。

食事の話をするときによく、バランスのいい食事を心がけましょうと聞きますが、なぜバランスのいい食事が大切かわかりますか？

理由は2つ。まず、体を動かしている器官や作られる組織によって必要な栄養素が違っているからです。

そしてもうひとつは、それぞれの栄養素を効率よく取り込むためには、また違った栄養素が必要だからです。

たとえばビタミン。いくつか種類はありますが、抗酸化作用や思考を働かせるために使われているビタミンCは、人間が自ら作ることはできません。ですから積極的に摂りたい成分と言えるでしょう。

一言で抗酸化作用や思考のためと言ってしまうと、「アンチエイジングや考えるために必要な栄養」ぐらいに思ってしまうかもしれませんが、そんな軽い存在ではないんですよ。

体調を崩す理由の中にストレスによる不調があります。そうならないために、原因を解決したり、別のことでストレス発散したりしていると思います。

この時点でたくさん頭を使って考えていますよね。ストレスを受けるとそのことについて考え、さらに解決策までも探らないといけません。栄養素が足りていないと、上手く頭が働かずストレス解消に到達する前にダウンしてしまうのです。

ですから考えることの多い仕事をしている人やストレスを感じやすい人は、ぜひ意識的にビタミンCを摂るようにしましょう。

そしてビタミンCを効率よく働かせるために重要なことがあります。

実は、体の中に溜めていられる時間がとても短いビタミンC。そのため、定期的に摂らないとすぐに体外へ排出されてしまうのです。

そしてビタミンCは単体では働けません。ビタミンEの助けによって働くことができるので、一緒に摂るように工夫をしたほうがいいのです。

ビタミンの働きでもうひとつ、お砂糖などの糖分を分解する役割もあります。疲れているとチョコレートや生クリームたっぷりのケーキなどを食べてしまう人が多いと思いますが、体のことを考えるとよくありません。イライラしてしまったときにはスイーツではなくビタミンを意識して摂ってみてください。

スイーツをまったく食べるな、というお話ではありません。程よく食べることはいいでしょう。しかし、過食してしまう人はダメです。

糖も思考能力を働かせるにはとても大切ですから、砂糖ではなく果物などから摂取するようにしましょう。近年、低糖質ダイエットが流行っていますが、感受性を鈍らせてしまう恐れもあるため、あまりやってほしくないダイエット方法のひとつです。

糖もまた、他の栄養素の働きを助けている成分なのです。

糖鎖という働きがあるのですが、これはタンパク質などの細胞の表面に鎖のように糖が連なっている状態のことを言います。この糖鎖の働きはタンパク質の細胞を守ったり、新陳代謝を促したり、古い細胞を分解するなどがあります。

タンパク質は肌や髪、爪などを作る大切な成分です。糖とタンパク質は美容には欠かせないということですね。


糖は食物によって、様々な種類があります。穀物から摂れるグルコース、海藻から摂れるフコース、きのこなどに含まれるマンノース、カニやエビに含まれるキシリトール、N－アセチルノイラミン酸などがあります。

細胞から体を整えるためにも、いろいろな糖をバランスよく摂りましょう。

では実際に、バランスのよい食事とはどのようなものなのでしょう。基本的にはやはり、和食がおすすめです。

肉や魚などのタンパク質はもちろん、豆類や野菜、海藻類などをバランスよく一食に取り入れることが理想的な食事です。トリプトフェンをはじめ、必須アミノ酸を摂ることも心がけましょう。

そして注意しなければならないのが、味付けです。せっかくバランスのいい食事をしていても、濃い味付けで塩分や糖分の摂りすぎになってしまってはもったいないですから。時間があるときは出汁《だし》を取って、料理してみてください。薄味でもおいしくできますよ。

薄味にも効果があって、栄養素もアップするのがスパイスや薬味です。体を温めるショウガやネギ、シナモンは料理の風味も増しますから、工夫して取り入れてみてくださいね。

また、栄養素の話ではありませんが、口が乾いてしまっている状態は腟の乾燥にも繋がります。できるだけこまめな水分補給も心がけてください。

ここまで細かくお話ししてきましたが、いきなりすべてを始めるのは難しいと思いますから、ちょっと意識をして、できるところからバランスを考えてみてください。

忙しい人は植物成分で栄養素を補うことができるハーブティーだったら手軽に取り入れることができると思うので、おすすめですよ。

膣を大切にする生活習慣

食生活と同じように基本として見直してほしいことが、生活習慣です。規則正しいリズムと十分な睡眠ということが一番重要ですが、自分の思い通りのリズムで生活できる人は、なかなか少ないのではないでしょうか。

規則正しい生活を送ることで自律神経が整います。自律神経は循環器や呼吸器、消化器の働きに大きく関わります。正常に動くことで体の調子もよくなりますし、ストレスにも強い体内環境が整います。そして女性ホルモンの分泌も安定します。

自律神経の調整には睡眠の質がとても重要。最近では寝付きが悪かったり、浅かったり、睡眠時無呼吸症候群など、たくさんの睡眠障害がありますよね。生活習慣を見直して、質を向上させることから始めてみましょう。理想的な生活サイクルを紹介しますので、できるところから改善してみてください。

生活サイクルの見直しは、睡眠を軸に考えるといいでしょう。睡眠時間は人によって最適な時間が違います。5〜6時間の人（ショートスリーパー）、9〜10時間以上寝ないとダメな人（ロングスリーパー）、6〜10時間がベストな人（バリアブルスリーパー）の3タイプに分かれます。あなたが一番調子のいい睡眠は何時間ですか？　その時間から逆算して一日をスタートしてみましょう。

まず睡眠は暗い間の夜に寝て、朝に起きるというサイクルにしてください。朝の光を浴びるというのは、体内時計の調整に必要なことです。ストレッチも行って、体を動かすと、より体の巡りがよくなります。

朝日を浴びると、セロトニンという幸福ホルモンの分泌が活発になります。そして自然な睡眠へ導くためのホルモンであるメラトニンの分泌にも関わっています。メラトニンはセロトニンが分泌されてから大体13～15時間後に作られます。それによって睡眠の準備を体が始めるのです。ですから、朝日を浴びることはその日にスムーズに寝るための準備でもあるのです。

そして目覚めたら、コップ一杯の白湯《さゆ》を飲み、朝食をきちんと食べましょう。朝食は一日に必要なエネルギー補給の他に、胃腸が刺激されることで体内時計の規則正しい働きに繋がります。

日中は体を動かすことを意識しましょう。それぞれの生活パターンによるとは思いますが、現代の人たちは実はとても運動不足です。「一日の終わりは結構疲れているけどな……」と思うかもしれませんが、頭をたくさん使い思考が疲れていて、実は体はそこまで疲れていない人も多いんですよ。

子どものころとは違い、年齢を重ねると体を動かす機会が減ってきます。仕事や学校では座りっぱなしで、歩くのは通勤や通学の家と駅の往復だけ、なんて毎日になっていませんか？　休みの日に運動量を増やすこともいいと思いますが、毎日訪れる睡眠のためには毎日続けることが大切です。子どものころと同じように体を動かす時間を取るのは難しいですが、毎日のルーティンに筋トレの時間を加えてみてください。

入浴のタイミングは就寝時間の2時間前が理想です。お風呂上がりから、体温が下がるときに自然な睡眠導入が始まります。ゆっくりと体温が下がることで、体がリラックスし深い眠りにつけるのです。ですから湯船の温度は38～40℃ぐらいで、10～30分の入浴がおすすめ。お湯が熱すぎると体が活動状態になってしまい、リラックスしづらくなってしまいますから、注意してくださいね。

ベッドへ入ってからは、部屋は真っ暗にします。そして一番実践してほしいことはベッドに入ってからスマホには触らないということです。

寝付きが悪いとついSNSを巡ってしまったり、動画を見てしまったりすると思います。しかし、目が受ける光の刺激は交感神経を刺激し、脳が興奮状態となってしまい、メラトニンの分泌を妨げどんどん眠れない状態の体になってしまうのです。スマホは枕元にも置かないようにし、ベッドに入ったら目をつむって眠りに入りましょう。

睡眠不足は、自律神経の乱れから様々なトラブルの原因となります。腸の働きが鈍くなって便秘になりますし、睡眠中に分泌される成長ホルモンの不足から、細胞の代謝が悪くなって肌のターンオーバーが乱れて肌荒れも起こります。血行も悪くなりますから、体の巡りが悪くなって生理の不調や膣まわりの乾燥も引き起こしてしまうのです。

現代には様々な生活スタイルがありますから、紹介したサイクルで生活を送ることはとても難しいことだと思います。ましてや20代、30代の年ごろではついつい無理をしてしまうことも多いと思います。

すべてを完璧にこなそうとするとストレスになってしまいますから、こういった体の仕組みを知って、自分なりの方法で実践してみてください。


そして、生活習慣でお話ししたいことがもうひとつあります。それは下着のお話です。皆さんはいつもどのようなショーツをつけていますか?

今まで膣まわりのケアを紹介し、デリケートゾーンがとても大切で神聖な場所ということは知っていただけたと思います。そんな大切な部分に常に触れているショーツもケアをするうえで見逃せないことです。

私は「ここぞ!」という日以外は肌への負担が少ない、機能重視のセレクトをおすすめしています。

まず素材は刺激が少なく通気性もよい綿がいいでしょう。そして形は締め付けの少ないつけ心地のものがベストです。

デリケートゾーンのムレや炎症などを避けられますし、締め付けによる肌の黒ずみも少なくなりますから、特別な日のランジェリーももっとキレイに着られるようになります。

忙しい毎日に追われがちですが、今の生活はもちろん、将来のことを考えても、生活習慣を整えて体調のブレを少なくし、そして女性ホルモンを安定して分泌できるような生活を過ごせるように心がけましょう。

第4章

気持ちいいって、どんなこと？

ここまで膣の構造やケア方法についてお伝えしてきました。その中でも触れてきたように、膣の重要な役割の中に、セックスがあります。さて、皆さんはセックスをするときに気持ちいいと感じていますか？　自分のどこが感じる場所で、どう触るのがいいのか、パートナーに伝えていますか？　この章では、まだ日本ではタブーとされている、女性の快感について述べていこうと思います。実は、これが今回の本で一番お伝えしたいことなのです。

女の子の快感はどこからくるの？

クリトリスと聞いて、皆さんはどんな印象を持ちますか？

知らないなんて言う人はいないですよね？　でも声に出すのが恥ずかしいという人や、いやらしい言葉だと思う人がほとんどではないでしょうか。

クリトリスのある場所はＰ32で外性器について説明したときにも紹介しましたね。尿道口の少し上にポツッと出ているところです。クリトリスという名前は、きちんと医学的につけられた名前です。

では、クリトリスは一体なんのために存在しているのか、知っていますか？

実は快感を得るためだけに存在している器官なのです。

クリトリスが医学的に発見されたのは1559年のこと。そしてきちんと注目され始めたのは1950年にアメリカの性科学者アルフレッド・キンゼイ、ウイリアム・ハウエルマスターズ、バージニア・ジョンソンによる研究からでした。

彼らによる1953年のキンゼイの報告の中で、膣壁に比べてクリトリスのほうが敏感に感じる器官であることが発表されました。その報告では700人を超える女性被験者を調査し、クリトリスが快感を得るための器官であると突き止めることに成功したのです。

つまりオーガズムの源はクリトリスであり、クリトリスで得た快感が膣から脳に伝わって、体全体で感じるという仕組みを突き止めたわけです。

1998年に研究者のヘレン・オコネルはMRIを使ってクリトリスを徹底的に研究しました。この研究をもとに、産婦人科医オディール・ビュイッソンと外科医のピエール・フォルデスが、MRIとエコーでさらに詳しく観察していき、クリトリスの解剖学的な仕組みと構造が解明されたのです。

現在日本のほとんどの人たちがクリトリスについて十分な知識がありません。クリトリスと聞いていやらしい言葉だと感じないでほしいのです。

その役割と解剖学的な形状を知ることで、自分自身のことをもっと深く知ることができます。女性性を知ることで、自分自身に愛情と愛着を感じられるようにもなるでしょう。

クリトリスについて理解することで、きっとあなたの性生活はガラリと変わり、心身の健康と穏やかさにも繋がるはずですよ。

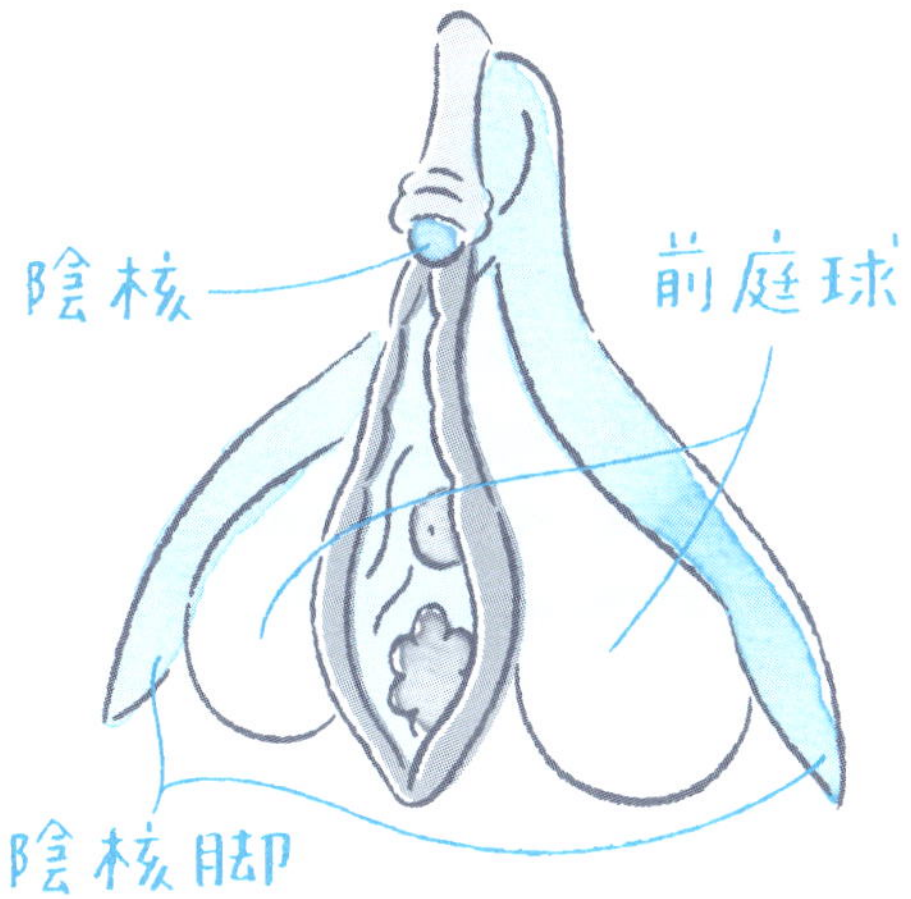

外に見えているものだけがクリトリスじゃない！

先ほどP109でもお伝えした通り、1998年の研究によってクリトリスの解剖学的仕組みと構造が解明されました。

実は、普段私たちが目にしている尿道口の上にポツッとついているクリトリスは、ほんの一部。クリトリスという器官は膣まわりの奥に数センチにわたって存在する器官で、その構造全体をクリトリスと呼ぶのです。

クリトリスの全体は9～12センチほどで、見えている部分は陰核と呼ばれ、1センチほどの大きさです。陰核には神経が集中しており、実は男性のペニスよりも神経細胞が多いのです。陰核のまわりは包皮され、普段は外部の刺激から守られている状態です。

クリトリスの外から見えない部分は尿道や膣を囲むように存在しています。大陰唇の下あたり、膣壁のちょうど裏側には前庭球があり、そのまわりに陰核脚という部分が二股に分かれてあります。この3つの部位全体をクリトリス（またはクリトリス球腺）といい、女性の快楽を発するところだとわかっています。

見えている部分の小さい豆つぶのような部分だけではなく、体の奥に伸びていて、膣のまわりにも広がっている器官であることが判明したのです。そして後で詳しく述べますが、膣＝Gスポットでのオーガズムも、結局のところクリトリスからのオーガズムであることが証明されました。

つまり、クリトリスは女性に性感を与えるために存在している臓器であり、オーガズムを得るための場所であるということです。

クリトリスからの快感によりたっぷりと粘液が分泌され、男性のペニスを挿入することができる状態になります。


このような体の構造を理解している女性は何人いるのでしょうか? ほとんどの人たちが知らずに過ごしていることでしょう。

フランスの女男平等高等評議会(HCE)が2016年6月に発表した、フランスの中学生を対象に行われたアンケートの結果では、青少年、特に女子は体の構造についての知識が乏しく、性的快楽においては未だタブー視することが多いことがわかりました。また、13歳女子のうち、男性器の形状は半数が理解していても、女性器の形状は20%しか知らず、4人に1人はクリトリスの存在を知らない、という結果が報告されています。フランスですらそうなのですから、日本の女性たちには全く知識がないと考えられます。

クリトリスの存在と役割に関しては、医学の世界でもまだまだ歴史の浅い分野です。快感を得るための器官だなんて、信じられないと多くの医者が思っていたのでしょう。目や耳、鼻や口、他の内臓器のように、生きていくのに必要な存在ではないのですから。

しかし、考え方を変えてみれば、人間の体に元から備わっていた機能として〝快感を得る〟という働きがついているのです。これは生きていくうえで快感が大切な役割を果たしているということではないでしょうか？

そう考えるとクリトリスの存在について、もっと知りたくなりませんか？

気持ちいい、の正体

一般的に、膣まわりでは大きく2つの場所でオーガズムを感じると言われています。それは尿道口の上に位置する陰核（クリトリス）と、膣の中に存在すると言われているGスポットです。

Gスポットはクリトリスと同じぐらい認知されていると思いますが、あなたは自分のGスポットを感じたことはありますか?

Gスポットという呼び名は、ドイツの産婦人科医であるエルンスト・グレフェンベルクのイニシャルからつけられました。彼は長年にわたり膣の構造を研究し、膣口から2～3センチのところに敏感に反応するエリアがあるということを突き止めました。そしてそこがGスポットと呼ばれるようになりました。この研究成果は1982

年に本になり、20ヶ国で翻訳され出版されました。

この本によりGスポットというポイントが膣には存在し、そこが女性の快楽を生み出し幸せを与える場所だと、世界的に認知されてしまいました。また膣オーガズムこそ女性の一番の快楽だと勘違いをさせてしまいました。


今、この本を読んでくださっている方の中でも、膣でのオーガズムを感じられず、密かに悩んでいる人がいるのではないでしょうか？　そういった悩みを抱えている人はとても多いです。でも安心してくださいね。Gスポットが感じられないとか膣オーガズムが訪れないことは、不感症ではありません。

実はこのGスポットもクリトリスによって現れる快感のポイントなのです。

そして今までGスポットを感じられなかった人は、クリトリスでの快感が不十分だった可能性があります。

クリトリスはとてもデリケートな器官で、気持ちよくなってからオーガズムを得るまでにとても時間がかかるのです。男性は10～12分でオーガズムを迎えると言われていますが、クリトリスは平均で16～18分ほどかかると言われています。

簡単にはオーガズムを感じられないからこそ、パートナーと感情が分かち合えないとなかなか気持ちよくなれないですよね。

そしてクリトリスはオーガズムを感じると、男性器と同様に勃起をします。その際、陰核、陰核脚、前庭球のすべてが充血し膨張します。

そして前庭球の膨張した箇所が膣内のほうに張り出し、そこを圧迫されることで膣壁を越えてクリトリスの前庭球に刺激が伝わり快感を覚える、その場所こそ、Gスポットなのです。

Gスポットは常に存在するものではなく、快感を得たからこそ現れる快感スポットだと言えるでしょう。ですから、Gスポットでの快感を得たことのない人は、まずクリトリスでの快感を丁寧に追求することが大切です。

また、クリトリスの刺激からオーガズムを得ることで女性も射精をすると言われています。アダルトビデオなどでそういったシーンもありますが、あんなふうに尿のように大量には出ません。しかし、正常なことで、どの女性にも起こりえます。

何が起こっているかというと、膣口の中の左右にあるバルトリン腺と、小陰唇のまわりにあるスキーン腺という2つの分泌腺から出てくる分泌液と、尿の一部が混ざり合っている、無色無臭の液体が20～25㎖ほど出てくるという現象です。

この現象を知らない女性も多く、パートナーとのセックスで初めて経験すると、自分の体がおかしいのではないか？ と不安になってしまうこともあるようです。

先ほどもお伝えしましたが、正常なことですし、快感を得られているということでもありますよ。

女性のオーガズムの仕組みはとても繊細で複雑です。間違った性の認識からクリトリスや膣を雑に扱い、力任せに刺激をしている男性が多いとよく耳にしますが、それではいけません。

何より、あなた自身も知らなかったことが多いと思います。今までオーガズムを得られなかったのであれば、一度パートナーとのコミュニケーションを見直して、伝えてみてください。

言葉で伝えることに抵抗があるのなら、このページを開いて、パートナーの目に入るようにテーブルの上にでも置いてみるのもいいかもしれません。

気持ちいい＝幸福感と心得るべし！

ではオーガズムにはどんな効果があるのでしょうか。

オーガズムを感じることにより、脳が刺激され幸福な状態になります。その幸福感は心を穏やかに保ってくれるのです。

私がフランスで学んだセクソロジーでは快感が幸福感へと変化する仕組みが、脳にあるとされています。肌の触れ合いなどで分泌されるオキシトシン、β-エンドルフィンという幸福ホルモンは、アナンダミドなどの伝達物質を活性化し、脳へと行き渡ります。アナンダミドは脳内麻薬物質の一種で、これにより幸福感や高揚感、リラックス効果をもたらすと言われています。

このことから、女性の性的快楽のほとんどをしめているというクリトリスは、女性の幸せのきっかけとも言えますよね。

原因のわからないイライラや、行き場のない切なさ、ふとした瞬間に感じる孤独感など、様々な複雑な感情もクリトリスや腟からのオーガズムで癒すことができるのです。

つまり、オーガズムを感じ取る力はあなた自身を癒す力となります。

また腟は直接的な刺激以外でも、感情を受け取る場所だと私は考えています。

素敵な人と出逢ったときに、腟がキュン！　となったことはありませんか?

反対に悲しい気持ちも腟に表れます。特に幼いころの感情を実はしっかり覚えているのではないか……?　と様々な人の話を聞いた中で私は感じています。

家族との関係性、両親の不仲やパートナーから言われた心ない一言。辛かったことや暴力的に傷つけられたことまで。それらが原因で腟まわりに蓋をしてしまったことがある女性がたくさんいます。
頭では過去のことだとわかっていても、心がオープンにならないので、膣萎縮や乾燥など様々な異変が起こりやすいのです。

このように、脳と心、そして膣は複雑に繫がっています。

できることなら、心はいつも幸せな気持ちで満たし、安定させておきたいですよね。現実味がない話のように聞こえますが〝感じる力が強い膣〟があれば、気持ちの余裕が出てきて、幸せな感情を生み出し、心の安定に繫がります。

そして感じる膣になるためには、クリトリスが重要です。
セックスやマスターベーションでの快感はもちろん効果的ですが、それとは別に、クリトリスは日常生活の中でも、常にひっそりと刺激を受けていることに気付いていますか?

クリトリスは両脚に挟まれる位置にあり、生活の中で動くだけでもかすかに刺激を感じています。この刺激が様々な感情のカギになっているのです。

たとえば恋。日常的に刺激を感じているクリトリスで脳を刺激していると、初めて出逢った相手に対して好奇心が湧きやすくなります。「あの手で触れられたら、どんな心地だろう?」「あの人はどんな香りがするのかな」という妄想へと繫がり、その妄想は相手への興味へ変化し、恋へと変わっていきます。

感じる力が弱いと、この妄想へのきっかけが弱くなり、心の動きも少なくなってしまうため、幸せのきっかけに気付きにくくなってしまうのです。

幸福感を得るためにも、心を動かす原動力になる〝感じる力〟を磨くことが大切と言えます。

信頼できるパートナーと最高のオーガズムを体験することがもちろん理想的ではありますが、パートナーがいなくても官能的なマッサージ＝マスターベーションでオーガズムは得られます。

リラックスできる場所で、自分が心地よい場所を感じてみてください。感じるポイントを掴むことは、自分への理解を深めることに繋がります。

マスターベーションをする際には、バイブレーターなどを試してみることもおすすめします。今はネットでこっそり購入することもできますよ。

バイブレーターをいやらしいものだと思っていますか？　そんなことはありません。何しろ、もともとは医療器具として開発されたものですから。

昔、ヒステリーの治療のために、医師が膣まわりや女性器をマッサージし、オーガズムを与えて治療していた時代がありました。しかし、医師の手だけでは限界を感じ、バイブレーターを作ったというのがきっかけでした。

そういった経緯で生まれた器具ですから、女性を癒す効果は絶大ですよ。

性についてフランクなフランスでは、昔から変に隠されることなくドラッグストアやデパートでバイブレーターが販売されていました。日本でも2018年に大丸梅田店で期間限定のラブグッズストアがオープンした際は、大人気だったそうです。

私は、性のエネルギーは〝よくないもの〟や〝はしたないこと〟ではなく、自身の肯定感と安心感に繋がる、とても大切なエネルギーだと思っています。

日本でも今以上に、マスターベーションなどのセクシャルセルフケアについて理解が深まることを願っています。

セックスの目的はオーガズム、ではない

ここまでオーガズムについてお話ししてきましたが、決してオーガズムに取り憑かれないでくださいね。

日本ではセックスの回数を数えるときに、男性の射精の回数で数えますよね。しかし、射精を基準としたセックスに縛られると、お互いに疲れてしまいます。

インドのアーユルヴェーダでのセックスは「ペニスを膣に挿入し射精するまで」ではありません。挿入しなくても、ただ触れたり愛撫したり、頭を撫《な》でることも含めた広いものがセックスとされています。

オーガズムがなくても、相手との間に流れる愛情と心地よさがあれば十分なのです。

挿入してそのまま寝てしまったり、挿れっぱなしでダラダラとおしゃべりしたりして

もいいのです。

クリトリスの知識を持っておくことはとても大切ですが、そこからオーガズムを得なくてはならない！　と深刻に悩んだりする必要はありません。

そしてもうひとつ、思い込まないでほしいな、と思っていることがあります。それはあなた自身が抱えているコンプレックスについてです。

肌と肌の触れ合いであるセックスは、相手に体形も見えてしまうため、お腹に贅肉がついているとか、お尻がペタンコだとか、胸が小さいとか、いろいろなことが気になってしまいますよね。コンプレックスを感じている部分を見られないように、セックス中も隠すことに必死になってしまっているかもしれません。その思いは、女性の心を不安にします。

自分の体が相手からどう評価されているか気になったり、最中にあまり気持ちよさを感じられず、分泌液も少ないにもかかわらず、感じているフリをしてしまったり……。

コンプレックスや相手からの評価を気にすることから生まれる劣等感とフェイクは、本来の幸せな快感とパートナーとの大切な繋がりからは、遠く離れてしまいます。

「こうでなければならない！」と思い込むのは、いずれ行為に対してのストレスに変わり、セックスレスの原因になってしまいます。

肉付きのいい体は、膣の中もふっくらとしていてとても素敵なことですし、あなたが本当に感じられれば膣の締め付けも強くなり、パートナーの快感へと繋がります。

極端な固定観念に縛られずに、気を楽にして心からのスキンシップを楽しみましょう！

第5章

膣と心の関係

ここまでお伝えしてきた通り、膣が感じる刺激や快感は心に深く関係しています。このことは、何となく気付いている方も多いのではないでしょうか。中には、膣や子宮に振り回されているという人もいると思います。そんな方にぜひお伝えしたいのが、膣と心の関係です。この関係を知っておくと、女性性としてより素敵な日々を送ることができると思います。自分のためにぜひ、頭に入れておいていただきたいことです。

膣のこと、友達と話せますか？

日本では膣や自分のセクシャリティについて、オープンに語ることをよしとしていません。何となくひそやかで、暗くて、隠しておかなければならないことだという考えが一般的だと思います。

私のデリケートゾーンケアに関する講演でさえ、膣という言葉を発してはいけないという雰囲気が漂うことがありました。

膣まわりの正しい知識を伝えるために「アンティーム」というデリケートゾーンケア商品のブランドを立ち上げています。その商品を百貨店で取り扱ってもらうことになったとき、販売員の方々から「お客様におすすめする言葉が見つからない」と嫌がられた記憶が深く心に残っています。ほんの6年前の話です。

それほど人前で膣やセクシャリティ、セックスの話をすることが御法度《ごはっと》な状態が続いていたのです。実はそれは今もそれほど変わっていません。

　でもそれってなぜなのでしょうか。少し、歴史的なことを紐解いてみたいと思います。


　江戸時代までの日本は、今に比べてかなり性におおらかでした。女性は生理がきたら生理小屋で過ごしたとも言われ、そこで様々な世代の人と交流することで、性に関する知識や女性の体の仕組みを学んでいたようです。隣近所の音が聞こえるような長屋で生活していたので、セックスの声も筒抜けでしたでしょう。春画として残っている当時の様子からもうかがい知ることができます。

　しかし明治になり、女性は家の中で男性を支え、外に出ないことがよしとされるようになりました。それとともに、女性が性にまつわることを語ったり、性的に快感を得たりすることがはしたないものだという風潮も生まれました。

　明治時代に生まれ、植え付けられた考え方が、現在も日本の女性を縛っています。とても根深い問題なのです。

今はまさに時代の転換期です。女性が「これはおかしい」と声をあげ始めています。そのため、膣のこと、セックスのことなど、様々なことについて情報が求められています。

その一番のきっかけはセックスレスの問題。日本は世界でも例を見ないほどセックスレスの多い国です。今まで女性たちはセックスレスでもいい、セックスがなくても大丈夫だと、自分に言い聞かせていました。自分に性欲があるなんて嫌なこと、恥ずかしいこと、マスターベーションをするなんてありえない、と思っていたのです。

でも女性に性欲があるのは当たり前。心の奥底にあった違和感に気付き出しました。自分のセクシャリティに向き合うことの大切さに気付いたのです。

この大きな転換は止められないと私は考えています。

より多くの日本の女性が、オープンに自分のセクシャリティや膣について考え、より輝ける未来が訪れることを願っています。

初めてセックスするときの心構え

読んでくださっている方の中には、もしかしたらセックスをしたことがない方もいるかもしれません。そんな方にぜひ覚えておいてほしいことがあります。

セックスは相手とエネルギーを交換し合う、とても神聖なもの。ぜひ、心から信頼できるパートナーと素敵な時間を過ごしてほしいものです。

まず断言しておきたいのですが、初めてのセックスでは快感なんてほとんどありません。痛い思いをする方が多いのです。

クリトリスは初めて触れられると神経が過敏になり、あまり気持ちよさを感じられないでしょう。膣内部ではきちんと粘液が分泌されていないために摩擦が起こって痛みを感じることもあります。膣はまっすぐではなくお腹側に向かって伸びているので、挿入されて直線的に突かれると変な場所に当たって痛い、なんてこともあります。

しかも初めてのセックスではどう動いたらいいかなんてわからないもの。相手にされるがままの、いわゆるマグロ状態になってしまうのも当然です。

相手が慣れていてうまくリードしてくれる場合もあるでしょう。でも大抵は相手も経験不足。そんな初めてのセックスの辛い思い出を引きずっている方も多いのです。


これから初めてのセックスをするという方は、ぜひパートナーと丁寧なスキンシップをして、ステップを踏んで、その日を迎えてください。

痛かったり辛かったりしたら、相手に伝えてみましょう。もしかしたら、腰をあげたり、クッションを当てたり、専用のオイルを使ったりすると、より気持ちよくなるかもしれません。

初めから最高に気持ちのいいセックスをすることはできないかもしれませんが、パートナーと高め合うことはできるはず。そんな素敵な関係を築いてほしいものです。

自分のセンシュアルな部分を知ること

あなたはどんなときに自分が幸せを感じているか、知っていますか？　あなたが気持ちよさや心地よさ、幸福を感じること、好きと思えるもの、五感を研ぎすませて感じ取ったもの。それがあなたのセンシュアルな部分です。あなたが感じ取った幸せは、自身を愛し、癒す特別な時間を作ります。

自分の幸せがどこにあるか知っている人は、心も体も穏やかで満たされているものです。人生という器に、好きなものやときめきを感じるもの、気持ちいいと感じるものなどを、たくさん注ぐイメージをしてみてください。

その器が幸福な水で満たされたとき、あなたはまわりの人にもその幸福感を分け与えられるようになります。

五感には見ることや聞くこと、香り、味を感じることの他に、感触があります。これは肌に何かが触れたときに感じるものです。

感触と聞くと、一番に思い浮かべる場所はどこでしょうか？　恐らく日常の中で一番、様々なものに触れているのは、手の平だと思います。冷たいグラスを摑めば、ひんやりとした感覚を覚え、指先を紙で切ればキリッとした痛みを感じるでしょう。洋服などに包まれていない手の平や顔は、感覚を得やすい場所ですよね。

しかし、人間が感触を感じる場所は普段見えている場所だけではありません。体を覆うすべての皮膚に神経が張りめぐらされていて、感じることができるのです。

これまでの話の中で、セックスなどの肌の触れ合いによって幸福ホルモンであるオキシトシンとβ-エンドルフィンが分泌されるとお話ししました。このホルモンの分泌をより高めるためにも、今は隠れている感覚器官を研ぎすますことがとても大切なのです。

皮膚感覚は、他の器官と同じように刺激を与えることで高めることができます。つまり、あなたがまだ気付いていない感覚が眠っている可能性があるのです。本来ならばもっと感じることができるのに、もったいないですよね。

体の中でも繊細で敏感な部分を「センシュアルライン」と呼んでいます。個人差があるので、人によって少しずつ位置が違うこともありますが、触れてみてくすぐったい場所が目安と言えるでしょう。おすすめの場所はP138のイラストのように体の表と裏をぐるりと一周しています。まずは自分自身で優しく撫でてみてください。

耳の裏（香水をつける場所）からスタートをして、首筋を通り、脇を撫で、胸を一周します。そして体の側面を撫でおろして膣へ向かい、膣からお尻を通って背中の中心の方向に手をのばします。

くすぐったかったり、ゾクッと感じたりするところがありませんでしたか？　この

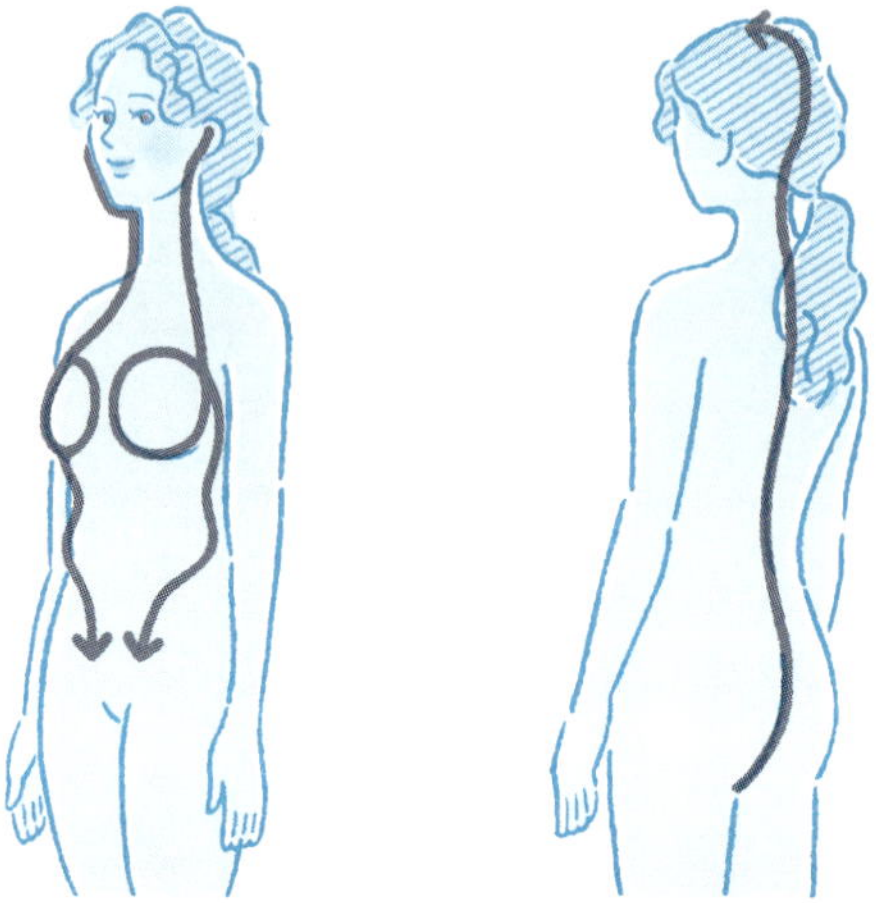

感覚が脳を刺激し、幸福ホルモンの分泌を活性化させるのです。

私は以前、植物療法を取り入れたスパを開いていたのですが、そこでもこのセンシュアルラインがとても重要なポイントとなっていました。そのお店にはストレスからの不眠や精神的不安、不妊に悩んでいる方が多く訪れていましたが、そんな方たちのセンシュアルラインをマッサージし、ケアをすると、たとえば不眠で悩んでいた人たちが施術中にぐっすりと眠ってしまったりするのです。そして何度か通っていただくうちに、ホルモンバランスが整い、体調が回復していきました。

センシュアルラインは幸福ホルモンの分泌の他、ストレスホルモンである「コルチゾール」の減少にも効果があるという結果が明らかになっています。このことからもホルモンバランスを整えるうえで、センシュアルラインはとても重要な場所と言えるのです。

皮膚の感触の他にも五感の働きを高めるためには、様々な感覚を意識し刺激を与えることが大切です。視覚的なものだけではダメですし、味覚だけでも足りないでしょう。大切なのは「五感すべてで感じた心の動き」です。もう一度自分自身と向き合い自分にとってのセンシュアルを感じ取ってください。

SNSが普及し、自分のことを表現する方法が増え、多くの人に見られる時代になっています。オシャレスポットでの写真や、セルフィーをあげることが日課になっているなんて人もいるでしょう。それが悪いこととは思いません。そこから得られる幸せも、もちろんあると思いますから。ただ、「誰かのために、誰かに認められたいから」と集めたものは、あなた自身を満たすものとしての効果はとても低いのです。

ＳＮＳに限らず、あなたにとっての心地よさや感動はあなたにしかわかりません。そして最初にお話しした通り、あなたの器にはあなたが五感をフル活用して集めた幸福感を注がなくてはなりません。

あなたのまわりにも、ちょっとのことでは揺るがない、おおらかで愛に満ちた人はいませんか？　そういった人に対して「あの人は器が大きい」なんて言葉がありますよね。でも、器は大きさも大切ですが、何が注がれているかも大切。その器が自分自身の幸せで溢れるぐらいいっぱいになったときに、少しの障害では動じない余裕が、心と表情に表れるのです。

嘘をつくセックスは不幸のもと

皆さんはセックスでオーガズムを感じていますか？　相手に合わせて、我慢をしてしまっている人はいませんか？　実は、セックスで本当に気持ちいいと感じられている女性は、とても少ないらしいのです。これはもったいない！

オーガズムを感じないセックスが、なぜもったいないのか。それはセックスでしか得られない幸福感があるからです。その幸福感は、快楽物質と呼ばれる幸福ホルモンの分泌が理由です。幸福ホルモンにはいくつか種類がありますが、肌の触れ合いやオーガズムで得られるβ-エンドルフィンとオキシトシンのパワーは絶大。この2つが分泌されることにより幸福感で満たされ、気持ちも優しくなるのです。

このホルモンで満たされているときは、日常生活のちょっとしたストレスがはね除《の》けられ、おおらかな気持ちを保てます。

フランスの女性はストレスを感じたときにこそセックスを楽しみます。最高のオーガズムでストレスを解消して、次の日に備えるのです。セックスは幸せを実感するための、とても健康的で効果のある行為という認識なのです。


仕事で評価されたり、趣味で幸せを感じたり、恋をするだけでも幸福ホルモンは分泌されます。たとえばセロトニンなど。β-エンドルフィンとオキシトシンは他の幸福ホルモンと比べ物にならないぐらい、パワーを秘めています。

セロトニンでも穏やかに過ごせる人もいるでしょう。しかし、とにかくストレスを感じている人が多い現代。私は、より強い幸福感を求めている人で溢れているように感じています。そういった方には、特に最高のセックスを真剣に考え直してほしいのです。

社会からのストレスで、自信がなくなったりなんだか寂しい思いをしたりしていませんか？　そんなときは自分のことでいっぱいいっぱいになりがち。それもまた、新しい悩みの種になってしまうこともあります。

反対に、幸福感で満たされると、人は自分以外の人や物事に対して優しくなれるのです。思い返してみてください。あなたがしっかり幸せを感じているとき、まわりに与えていた優しい気持ちを。

簡単そうで難しいことだと思います。しかし、きちんと感じるセックスをすることで、誰でもまわりに分け与えるほどの幸福感をチャージすることができるのです。

オーガズムを感じるための質のいいセックスを行うには、まずはセクシャルセルフケアを試してください。セクシャルセルフケアとは、マスターベーションのことです。

きっとこのお話も「そんなの恥ずかしい！」「はしたない！」と感じる方がいると思います。でもここまでの話の中で、セックスがいかに自分自身を癒すために必要な行為か、きっと気付かれたと思います。

一度きちんと自分自身の心地いいポイントや感じ方について、向き合ってみませんか？　自分の体について知ることが、上質なセックスへの第一歩になりますよ。

あなたが快楽を覚えるスイッチがどこにあるのか、実際に触れてみて把握してみましょう。性感帯と言われているクリトリスなのか、腟の中の腹と背中の両側にあるGスポットなのか……。

指で探ってみるのもいいですし、いわゆる大人のおもちゃを使ってみるのもいいと思います。日本では女性がおもちゃを買うことに未だにネガティブなイメージがありますが、フランスではとってもオープン。デパートの専用コーナーにズラッと並んで売られています。今はインターネットでも簡単に手に入れられるので、人目を気にする必要はありません。

セクシャルセルフケアは腟の萎縮の予防や、β-エンドルフィンとオキシトシンの分泌にも効果があります。パートナーがいない場合にも自分自身で幸福感を得られるので、メンタルケアとしてもぜひ続けてほしい習慣です。

そしてセルフケアで知ることができたポイントは、パートナーとのセックスのときに伝えてください。互いにオーガズムを感じられるようになります。それぞれの快楽をしっかりと探求したセックスは、相手を思いやる気持ちから始まるとも言えるでしょう。きっと今より関係が深まるはずです。

もしセックスのときに痛みを感じたら、無理をせずパートナーに伝えてください。そして、そんなときは潤滑剤のローションを使ってみることもおすすめします。濡れづらくなってしまっていても、ローションを使ってセックスをして快感を得られれば、また自然と粘液が出てくるようになりますから。難しく考えずに、肌が乾燥したときの特別な保湿という感覚で用意しておくのもいいと思いますよ。

ただしローションは、なるべく化学成分の少ないオーガニックのものに。デリケートな膣に使うものですから、成分には気をつけてください。

女性がオーガズムを感じるには、膣を健康的に保つことがとても重要です。膣の萎縮や乾燥は、性欲の減退に繋がります。

性欲が湧かない原因は様々ありますが、膣が不調という可能性もあります。膣が乾燥することによって、セックスの際に痛みを感じてしまうこともあるでしょう。性交痛が悪化すれば、セックスを避けるようになります。

デリケートゾーンを保湿とマッサージでケアすることが、心地いいセックスには必要不可欠と言えるでしょう。

セックスは、世の中に出回っているアダルトビデオのような単純なものではありません。あなたに感じる部分があるように、パートナーにもより快感を得られるポイントがそれぞれあるのです。

もっと丁寧にお互いにコミュニケーションをとり、感覚を研ぎすますことによって、最高のオーガズムを感じ合ってください。それによって溢れ出した幸福感は相手にも伝わります。セックスとは、エネルギーの交換なのです。

セックスレスになるのはもったいない

セックスの問題として、せっかくパートナーがいるにもかかわらずセックスができていない〝レスカップル〟の悩みもよく耳にします。「子どもが生まれてから、自然としなくなった」「付き合いが長くて、そういう雰囲気にならない」などそれぞれ理由があるようですが、これは女性にとってとてももったいないことです。

性欲が湧かなくなってくると腟はどんどん乾燥していきます。何度もお伝えしている通り、腟は粘度の高い粘液で潤った状態が理想的。腟が乾燥することによりセックスのときに性交痛を感じてしまい、セックスが苦痛なものになってしまいます。そうなるとどんどん濡れづらくなり、セックスから距離が遠くなる一方なのです。

セックスレスにはカップルによって、様々な要因があると思いますが、まずはあなたの腟を潤すことから始めてみて。そのためにはやはり、毎日のケアで〝保湿〟と〝マッサージ〞を続けましょう。膣が潤うことで女性は自然と性欲も湧いてくるのです。

女性が最も相手を拒否してしまう時期が産後です。それまではパートナーが一番だったのに、産後いきなり彼への思いが遠のいてしまう……。そんな人もいるでしょう。実はそれは当たり前のことなのです。

産後2ヶ月の間は、母乳からシアル酸という免疫成分が出ていて、その影響で体も心も〝母親〞に専念している状態。ホルモンバランスが複雑なため、本能的にセックスを受け入れなくなっているのです。身体的にも出産という大仕事を終えたばかり。パートナーに求められたらきちんと状況を説明して理解してもらうことが大切です。

さて、体が〝母親〞をまっとうした後の3ヶ月目からが、産後レスの分かれ道。この時期にしっかり自分のケアをしないと、パートナーとのレスが半年、1年、3年……と続いていってしまいます。

ここでも大切なのがやはり膣の環境。産後は女性ホルモンのひとつ、エストロゲンが減少します。それによって膣も乾いてしまう傾向にあるので、しっかり膣の保湿をすることが、とても重要なのです。

膣が乾燥していると、体もセンシュアルな状態になれません。ですから、専用のオイルやクリームで膣まわりと膣の保湿を心がければ、自然とまた性欲が湧いてきます。

産後から時間がたっていたり、カップルだけど長い間抱き合っていない……。そんな方たちは、膣のケアもしつつ、まずはパートナーと触れ合うことを始めてください。

セックスと同じように大切な皮膚と皮膚の接触は、感受性を育て、微量ながら幸福ホルモンのβ-エンドルフィンとオキシトシンを分泌させます。セックスをしなくても、同じような幸福感を得られます。

セックスは感じ合うというコミュニケーションの極みです。五感をすべて使って相手を感じ取ることこそ、セックス本来のあり方です。目や耳、鼻や舌、皮膚などの感覚器で刺激をキャッチし、神経系に情報を伝えます。この繊細な感覚は放っておけば鈍り、磨けば高まるのです。

まずは手を握ってみたり、お互いにマッサージをして触れ合うことから始めてみてください。触れ合うことが自然になれば、抱き合うようにもなるでしょう。きっとまたセックスできる関係になるはずです。

幸福ホルモンをチャージできるセックスは、何にも代えられません。自分自身を輝かせるため、パートナーと幸せを分け合うため、一生続けてほしいものです。

とはいえ、二人の関係が一番大切です。たとえセックスがなくたって、人間として信頼し合い、同志として仲良く生きているというのであれば問題ないでしょう。セックスで得られる快感や幸せな気持ちはかけがえのないものですが、マスターベーションでも同じような幸福感を感じることができます。人と人の関係は様々な要因が絡み合ったものなので、セックスだけが繋がりだと思う必要はありませんよ。

女性ホルモンと性格の問題

女性の先輩で、いつもイライラしていたり、ちょっとしたことでも角のある伝え方をする人はいませんか？ 20代、30代の女性と話していると、そういった先輩との付き合い方を相談されることが最近増えていると感じています。

そんな先輩たちの特徴を聞くと、大体が仕事熱心でパワフルな印象の人です。仕事もバリバリこなして、世間からの評価も高いのに、どうしてイライラしているのか。その理由をきちんと知っておかないと、皆さんもこの先、同じようになる可能性があるのです。

彼女たちのイライラの原因、それはホルモンバランスの崩れだと言えます。女性は30歳半ばを過ぎたころから卵巣の機能が低下し始め、女性ホルモンの分泌が減っていきます。女性ホルモンには自律神経や感情、脳の働きを整えるエストロゲンが含まれています。

そのエストロゲンの減少により感情のコントロールが乱れ、本来の性格から変わってしまう人も結構多いのです。彼女たち自身も、自分で制御できない気持ちの変化に苦しんでいるのです。

30代半ばでの卵巣機能の低下は、生物として仕方のない自然の摂理です。しかし、変わってしまった体と上手く付き合い、気持ちを落ち着かせる方法はあります。そしてその方法は、やはり膣と深い関係があります。

年齢によりホルモンの分泌量は変わってきますが、女性としての魅力がなくなったわけではありません。膣まわりのケアを丁寧に行えば、女性ホルモンを活性化することだってできます。これから年齢を重ねていく皆さんは、将来女性ホルモンに乱されないために、第3章で紹介した基本的なケアを今日から実践してくださいね。

そして体の変化による心の乱れを落ち着かせる方法がもうひとつ。それは深い快感を得ることです。オーガズムや肌の触れ合いから分泌される幸福ホルモンのβ-エンドルフィンとオキシトシンは、感情を落ち着かせ優しい気持ちを生みます。

仕事が忙しかったり、出逢いがなかったりするとパートナーがいない時期もあるでしょう。そんなときはマスターベーションでセルフケアをして、自分自身を癒してあげてくださいね。

膣まわりのケアと深いオーガズムは、穏やかな人生に必要不可欠なものです。一生ケアを続けていきましょうね。

切ない思い出は膣が覚えている

あなたは何か膣に関することでマイナスの思い出を持っていませんか？

そう女性に問いかけると、すぐに思い出すもの、なかなか思い出せないものなど程度の差はありますが、多くの人に何らかのマイナスの思い出があります。

たとえば、膣まわりを初めて見てグロテスクに感じ、醜いと不安になったこと。セックス中に相手から心ない言葉を発せられたことや、痛みに襲われたこと。初めて生理がきたときに親にかけられた言葉……。

そういった嫌な記憶を、膣は覚えてしまうのです。

いざ大好きな相手とセックスをするとき、その記憶が浮かび上がり不安になったり恐怖を抱いたりしてしまいます。

それ以外にも、人から暴力を受けた経験や悲しい経験をした女性の中には、セックスをすることに異常に不安になり、膣が萎縮してしまっている人も多く存在しているのです。

膣に関する記憶だけではありません。

雑誌などでは年中特集が組まれるダイエット。日本人女性の7割以上が、自分の体にコンプレックスを抱いているというデータがあります。必要以上に細い体にあこがれ、ダイエットをしています。

自分の体にダメ出しをすることばかりで褒めてあげることが少ないのは問題です。その結果、自己肯定感が得られなくなってしまっていると思うのです。

また、栄養素が足りないことにより思考がネガティブになることはよく知られています。

切なく悲しい記憶をすべて膣が覚えているのです。女性性として生きるうえで、その荷物を置かなければもったいないと思うのです。

女性は一人一人、オリジナリティ溢れる美しさを持っています。足りないところばかり数えて悩むなんて、時間の無駄だと思いませんか。

私たちに必要なことは、考え方の視点を変えて、膣を含めた自分の体を心地よく信じ、内側から溢れる感受性を取り戻すことです。

嫌な記憶や切なさを手放すことで自分への信頼感が増し、その結果まわりにも優しくすることができるはずです。良い方向へどんどん変化していくと思います。

膣には切ない思い出が残ってしまうことを、知っておきましょう。

温かい子宮でポジティブに！

「女の子は体を冷やしちゃダメ」と昔から言われていますが、もともと女性は冷えやすい体質です。そして体が冷えることによって自律神経が乱れ、ホルモンバランスも崩れることから、心身の不良が起こります。

体を温める美容法は雑誌などでもよく紹介されていますが、まずはぜひ、膣まわりを温めることから始めてください。膣まわりの環境が整っていると自然と代謝が上がり、ホルモンバランスも整います。女性の冷えの改善には膣が深く関わっていると考えられます。

なぜ膣のケアが温活に大切なのでしょうか。それは私たちが女性ホルモンの状況によって、体も気持ちも変化してしまうからです。ホルモンを分泌している子宮はストレスにとても敏感で影響を受けやすい器官。そんな子宮と体をダイレクトに結んでいるのが膣なのです。

ストレスによって起こる体の不調のひとつに、自律神経の失調があります。脳から体の各内臓器官に指示を出している自律神経は、交感神経と副交感神経を合わせた呼び名です。この2つの神経が上手く働かないと、脳からの信号が体の各器官に上手く伝わらず、体が冷え、血流が悪くなり、感情も安定しなくなってしまいます。つまり女性ホルモンも正常に働きづらい体内環境になってしまうということなのです。

女性の活躍の場が広がっている今、頑張りすぎて疲れてしまっている20代、30代の女性はとても多く、「なんだか疲れた」という状態から抜け出せないという相談も受けます。体と気持ち、両方がネガティブなサイクルにハマってしまうと、抜け出すのはとても大変です。私がお伝えしたい温活は、一瞬で代謝を上げて美肌を目指したりするものではありませんが、ホルモンの流れがスムーズになり、女性本来の体の美しさと、精神の優しさを引き出す温活です。

温かい体があれば心がハツラツとし、意欲的に生活ができます。そのためには、自律神経と膣まわりの健康状態がとても重要です。

まず第3章を参考に、子宮と直接繋がっている膣ケアを忘れずに毎日行ってください。保湿とマッサージを行って、潤いがあり柔軟性のある膣を育てましょう。骨盤底筋群を鍛えるのも効果的です。

粘液をしっかり分泌して代謝のいい膣というのは、冷え知らずないい膣です。たとえ体が冷えてしまっても、子宮が温かければ自律神経もそうそう乱れたりはしなくなるでしょう。ホルモンの安定は、心と体の安定に繋がります。

そして自律神経のケアも考えてみましょう。自律神経は交感神経と副交感神経の2つ。バランスが大事で、どちらかが働きすぎると心と体のバランスが崩れてしまいます。

ストレスを感じるとなぜ体の調子が悪くなるかというと、自律神経のうちの交感神経が働きすぎてしまうことが原因。緊張状態となり、脳と筋肉は戦闘態勢です。そのため末梢血管の萎縮などが起こり、血流が偏り、肩こりや体が冷える状態になってしまうのです。この緊張状態が上手く解けないのは、副交感神経の働きが弱くなってしまっていて、自律神経が乱れている状態だからです。

では副交感神経を優位に働かせるにはどうしたらいいかというと、良質な睡眠をとることです。副交感神経は主に夜の暗い状態で働きます。

睡眠の質を落とさないためには寝る直前までスマートフォンを見ることはやめましょう。光が副交感神経の邪魔をしてしまうためです。同様にテレビや明るすぎる部屋もよくないのでやめましょう。

さらに、植物の力を借りてみましょう。ハーブティーやチンキ（生薬やハーブの成分を凝縮した液状剤）がおすすめです。気持ちを明るくするメリッサや、心をしずめ睡眠の導入へ繋げるバレリアン、天然の抗うつ剤とも言われ、イライラや不安感をおさめてくれるセントジョーンズワートなど、ハーブ薬局などで相談しつつ、自分の悩みに合わせて取り入れてみて。自然由来の力で体を健やかに導いてくれますよ。

またセックスやマスターベーションも、幸福ホルモンのβ－エンドルフィンとオキシトシンによって、高い癒しの効果があります。ただし雑にしてはダメ。疲れているときこそ、丁寧にオーガズムを感じてください。

その他に、体を温める生活習慣を意識しましょう。入浴は毎日、ぬるめの38〜40℃ぐらいの温度で長めに浸かるのを心がけましょう。アロマバスにすると、よりリラックス効果がありますよ。そして運動も大切です。有酸素運動と筋トレを合わせるとベスト。筋トレではスクワットをぜひ取り入れてください。太ももやヒップの筋肉を鍛えることで代謝がアップしますし、妊娠出産のときに必要な筋肉を鍛えることもできます。

体の冷えをすぐにでも解決したいときは、仙骨（背骨の付け根にある逆三角形の骨）を温めてみてください。使い捨てカイロを貼ると手軽です。

こうして自律神経と腟が整うと、体が温まりやすくなります。体温が高い体は女性ホルモンも整うので、気持ちがポジティブになり、美容面でもプラスに変化します。また生理時期の体調の変化にも、ストレスを感じにくくなります。

自分の体調とメンタルが常にフラットなら、まわりの環境が変わっても振り回されず、落ち着いて対応できることでしょう。ビジネスチャンスも摑めますし、気になる人とのデートだって常に楽しめます。

幸せのきっかけを逃さないために、冷えない体を作りましょう。

生理痛がひどいのは、腟の不調？

あなたは毎月、決まったサイクルで生理がきますか？　また生理の時期に不調や悩みはありますか？

最近多くの女性が、生理痛やPMS（月経前症候群）について何かしらの苦痛を感じていると耳にします。毎月生理前になるとPMSの影響で胸や下腹部が張ったり、無気力になったり、激しいイライラや孤独感、それに対する自己嫌悪を感じて一人で泣いてしまったり……。症状がひどい人は「死にたい」とさえ思ってしまうと聞きます。

そしてその後訪れる生理も、PMSがひどい人ほど、下腹部や頭、腰などの痛みや出血量の多さ、倦怠感が続いて悩む場合が多いようです。

毎月決まって訪れる苦痛な日々が、ＰＭＳの時期も合わせると約２週間……。１ヶ月の半分を辛い思いをして過ごさなければならないなんて、考えただけで憂鬱ですし、生理なんてなくなってしまえばいい、なんて考えもチラついてしまうことでしょう。

そういった生理の悩みは、症状の重さが人によって違うことから、女性同士でも「甘え」と捉えられてしまうなどの偏見があり、とてもデリケートな話題。なかなか他の人にも相談しづらく、解決することが難しいようです。

でも本来、生理は愛する人とさらに愛すべき存在を育むための体の準備機能であり、生命としての美しさを引き出してくれる女性ホルモンが正常に働いてくれている証拠。とても尊い性のサイクルなのです。それが煩《わずら》わしい存在となってしまっているのは、なんだか悲しいことです。

もっとハッピーに、体の変化に左右されずに生理期間を過ごすために、生活習慣と膣まわりのケアを見直しましょう。

女性医学の進んでいるフランスでは、ＰＭＳや生理痛の悩みは大人になる前に解決すべきとされています。なぜなら、生理の不調は思春期における問題とされているからです。

しかし私が日本で生理の悩みを多く相談されるのは20代半ば～30代前半。年齢的には成人をしている女性たちが今も未成熟期の悩みを抱えてしまっているのは、日本の性教育が遅れていることに原因があると思います。大切な女性の体の変化とそれに合わせたケアについて、まわりの大人がきちんと丁寧に教えていないのです。

女性の体は排卵日を迎えるため日々変化しています。生理が始まる年ごろに、生命として一番大切な〝性教育〟が大人によってされていないことを、とても残念に思っています。

生理の不調について具体的にお話しする前に、あなたは自分の排卵期をきちんと把握していますか？　わからない人も多いのではないでしょうか。

基礎体温を測り自分の排卵日を知っておくことは、自分の生理周期を知るうえでとても役立ちます。基礎体温は朝起きて活動を始める前の体温のこと。排卵時に上昇し、生理がくると下がるので、排卵のタイミングを知ることができるのです。

スマートフォンのアプリでも生理周期を記録できるものがあるので、そういったもので体調の記録をつけるのもいいと思います。


ＰＭＳで体に起こる不快感は、２つある女性ホルモンのうちの、プロゲステロンというホルモンの働きによるものです。妊娠をしやすくするために体を整える働きをし、体温を上昇させ子宮内膜に養分を蓄えて、精子を着床しやすいようにする働きをします。

これにより生理前は、脂肪や水分が体内に溜まりやすく、むくみや体の重さ、熱っぽさを感じるようになります。この期間にＰＭＳが起こることから、プロゲステロンがＰＭＳの原因だと思われていますが、ホルモンの量とＰＭＳの症状や重さには繋がりがないので、ホルモンバランスのせいだけでPMSが起こっているのではないのです。

プロゲステロンは脳の下から分泌される、黄体ホルモンの信号によって働きます。つまり、実際に体の変化を起こしているホルモンはプロゲステロンでも、そのプロゲステロンに指示を出し働かせているのは黄体ホルモン。PMSの原因はひとつに絞れないのです。生活習慣や食事、精神的なストレスなどの影響で脳からの信号が鈍ればプロゲステロンの働きも乱れます。様々な要因が絡み合い、複雑にしていると考えられます。

改善策としては、まずはバランスのいい食事と睡眠の質の向上を心がけてください。

とはいえ、女性もパワフルに仕事をしている現代では、規則正しいリズムの生活を送ることが難しい人も多いですよね。

そんな方でも簡単に始められるケアとして、膣のケアをおすすめしています。生理の不調は膣の萎縮も大きな原因のひとつと考えられます。膣が萎縮して硬くなることにより、体温が低下し子宮も冷えてしまうのです。それによって自律神経失調の症状が出て、女性ホルモンの分泌や循環が悪化するのです。

生理痛を改善する方法として、オーガニックの生理用品に変えるという方法もあります。デリケートな膣まわりとダイレクトに接触をする生理用品こそ、化学成分などは避けて、丁寧に作られたオーガニックコットンのナプキンや布ナプキンを使ってみてください。それだけで生理痛や生理不順が整った人もいるという話をよく聞きます。

私が改めて生理についてお話をしたのは、生理不順の20代、30代が多いからです。そして、そのことに対して危機感が薄いことを心配しているからです。

たとえ子どもを産まない人生を選んだとしても、女性として生まれた以上、女性ホルモンとは上手に付き合ったほうが楽に過ごせます。

目には見えないけれど、私たちの体に一番影響力がある女性ホルモンをないがしろにしてはいけません。ホルモンのバランスがいいと、生理痛が軽くなることの他に、肌や髪にも潤いが増して美しくなります。免疫力も上がり健康的な日常を送れます。それはどんなに高いコスメを買うよりも効果的で自然な美容法でしょう。

心と体に深く関わる女性ホルモンの働きをしっかりと理解し、整えることで、精神的にも身体的にも健康になり、自分自身の魅力をより感じられます。

ぜひ皆さんに、女性ホルモンの働きで得られる本当の美しさを体感してもらいたいのです。

レディファーストの本当の意味

レディファーストと聞いて、どんなことを想像するでしょうか？　男性が車道側を歩いてくれることや、ドアを開けてくれ、先に通してくれる……そんなことを思い浮かべる人が多いと思います。

日本の文化では男性を立てることが美徳とされていました。女性が男性にアレコレと尽くすことが、長い歴史の中での常識でした。

近年では最初に出たようなレディファーストを実行している男性も多くなっていると思います。しかし私はまだまだ全然、足りていないと感じています。

こんなことを言うと過度な女性保護だと思われてしまうかもしれませんが、男女平等とはいえ、やはり体の作りはまったく違っていますから、得意なことと不得意なことがあるのは当然だと思っています。

さて、なぜレディファーストをしなければいけないのか。それは女性の体の構造がとても繊細で複雑で、そして外からの衝撃で変わってしまう恐れがあるからです。

女性の生殖器の構造をもう一度復習しましょう。外部と繋がる膣の先に子宮があり、そこから卵管が伸びて、その先端に卵管采があって、少し離れたところに卵巣があります。そう、卵巣は子宮から離れているのです。毎月1個作られる、大切な卵子は、この少し離れた卵管を通って子宮へ向かいます。

そんな複雑な働きをしている生殖器官があり、しかしそういった大切な臓器を外部の刺激から守ってくれる筋肉の量が男性よりも少ないという特徴があります。ですから、女性はなるべく体の負担を減らしたほうがいいのです。

もともと、こんな体の構造の違いから、レディファーストは生まれました。

ですので、もしあなたのパートナーがあなたの荷物を持ってくれるそぶりを見せてくれたのなら、思い切って甘えてくださいね。そのときは笑顔で「ありがとう」を忘れずに。男性は本能として頼られることに喜びを感じます。男性の起こしてくれたアクションには最大の感謝を伝えるようにしましょう。そういったコミュニケーションが、私たちの体の仕組みについても理解してもらうきっかけになるはずです。

そしてあなたがこの先、男の子を授かり育てることになったとき、ぜひ本当のレディファーストの意味を教えてあげてください。

奥ゆかしさと性の話題は共存できる？

これまで膣まわりやセックスの話をたくさんしましたが、現実ではこういった話題は恥ずかしく、時に下品だと言われてしまいますよね。

私はそれがとても残念なことだと思っています。確かに、大きな声で騒ぎ立てることではないと思いますし、誰にでも話すことでもありません。しかし、私たちが健康的で穏やかな気持ちで生活をするために、デリケートゾーンのケアと心を通わせたセックスは、なくてはならないものです。

それに性欲は、食欲や睡眠欲と同じで男女にかかわらず人間に備わっている本能のひとつです。決して男性だけのものではありません。女性は排卵日の前には性欲が自然と湧きます。それが健康な状態なのです。

そして人間は死ぬまで性欲がある生き物だということが、科学的にも立証されています。何も恥ずかしいことではないでしょう？

私は様々な場所で講演会をさせていただく機会があり、その中で幅広い年齢の方から性に関する悩みを打ち明けられます。私は今まで、膣についての情報を発信している経緯がありますから、信頼をして打ち明けてくれたのだと思います。「今まで悩んでいるのは私だけだと思っていた」「誰にも話せなかった」そう言ってお話ししてくださる人たちがたくさんいます。

皆さんとお話をすることは楽しみのひとつでもありますから嬉しいのですが、同時に打ち明けられる場所の少なさを実感しています。

本来ならば、性の話題は生き物として一番といってもいいほど、重要なことなのです。セックスがなければ私たちは生まれてきません。たとえ子どもを産まなくても、女性として生まれてきたからには、気難しい女性ホルモンと生活をしなければなりません。重要だからこそ、ナイーブで些細な変化や不調が気になり、ストレスにもなるのです。

性について話すことは、下品でも恥でもありません。人生に大きく関わることで、追求することで心の余裕や豊かさも変わってくるのです。

「はじめに」でお伝えした通り、フランスではセクソロジーといって、性について医学として真面目に研究されていますし、婦人科医の先生が知識を持って、セックスやそれに伴う悩みの相談を受けてくれます。そして、友達同士やパートナーとの会話にもこういった話題はナチュラルにあがり、悩みを共有し解決しています。

性について話すことは、あなた自身について話をするということです。確かに知り合って日の浅い友達に正直な心のうちを打ち明けることは、どんな話題でも照れてしまうこともあります。性の話題はそれと同じだと思います。お互いが心を許し、関係を深めたいのなら、考えを共有することはとても大切なのです。

最初は照れてしまうかもしれませんが、一度踏み込んでしまえば次からは自然と気持ちや考えを伝えられるはずです。

第6章

婦人科との付き合い方

皆さんは、婦人科のかかりつけ医を持っていますか？　ピルを飲んでいる人など、定期的に婦人科に通っている人も増えてきましたが、まだまだ日本では婦人科へ行くことのハードルが高いように感じています。しかし、身近に相談できる専門家を持っておくことは大切なことなのです。この章では、そんな一生のパートナーとなる婦人科医との付き合い方について、触れていきたいと思います。

女性の体はどのように変わっていくの?

思春期は、女性としての体が完成されていく時期。だからこそ、それまでは起こりえなかった様々な不調が現れます。思春期を通じて、女性の体がどのように変化するか、知っておきましょう。

● 思春期前期（8歳から11歳ごろ）

身長や体重の伸びが著しく、男子を追い越していきます。胸やお尻に皮下脂肪がつき全体に柔らかい丸みを帯びた体つきになっていきます。個人差がありますが、身長が150センチを超えるころに初潮が始まるとも言われていて、恥丘の上や脇の下に毛が生えてきたり乳房が大きくなってきます。

これらの変化は、卵巣から出る卵胞ホルモンの影響によるものです。思春期前期は、生理開始までの準備期間とも言えます。

・思春期中期（11歳から14歳ごろ）

卵胞ホルモンの分泌により初潮を迎えると、そこからは思春期中期です。

性機能を確立させていく時期で、2〜3年かかります。そのため、初潮から数年の生理はとても不規則です。年に2〜3回しかなかったり、基礎体温をつけてみても無排卵だったりします。でもそれはまだ卵巣の働きが安定していないというだけなので、心配はいりません。

・思春期後期（15歳から20歳ごろ）

卵巣の働きがしっかりとしてきます。生理も月に1回、周期性を持って起こるようになります。外見に関しても、恥丘に陰毛は生えそろってきますし、大陰唇がふくらみ小陰唇も厚みを増してきます。

肉体的な成長と精神的な発育の足並みが揃ったとき、思春期も卒業です。

体がどんどん作り変わっていく思春期の時期に起こりやすい疾患があります。

●思春期貧血

思春期は体が急速に発育していくため、鉄分を多く含む良質の動物性タンパク質、緑黄色野菜などの十分な栄養素が必要です。外見を気にしてダイエットをしたり、朝食を抜いたりすると、栄養摂取不足になり、貧血の症状が出ます。

●神経性食欲不振症

ダイエットや親子関係による情緒不安定が原因で起こる、摂食拒否症。無月経に繋がることもあります。

・月経異常

初潮後、まだ卵巣の働きが不安定なため、無月経、若年性機能性出血、稀発月経などが起こることがあります。子宮発育不全、ホルモンの問題によって、月経困難症などになることもあります。

・膣炎

卵巣からの卵胞ホルモンの分泌不足により、膣の自浄作用が低下することがあります。細菌が侵入し、膣炎を起こしやすくなります。

このような具体的な疾患がなくても、体が急速に発育する時期は心も不安定になりがちですよね。早く大人になりたい自分と、いつまでも子どもでいたい自分がせめぎ合います。

また、一人前の女性になった喜びと同時に、男性に対する興味とあこがれが湧き上がります。性ホルモンの分泌量と一致しているようです。これが人間の本能のひとつである性欲なのです。女性にも性欲があって当たり前で、とっても大切なものなのです。決してその思いを否定しないでくださいね。

思春期に、思春期外来という形で婦人科を訪れ、生理や体に問題がないかを診てもらうことはとても大切です。欧米では母親が娘を連れていって、〝マイ婦人科医〟を作ってあげることが多いようです。

デリケートな心や未熟な体を優しく丁寧に取り扱って診察してくれる先生こそ、一生のお付き合いになるのです。

今の自分の体って？

20代、30代は心身ともに充実していく時期です。この期間、生理の周期は安定し、女性ホルモンも順調に作用します。

体の変化は大きくないものの、性生活という新たな悩みが出てきます。性生活と、それに付随する諸問題にぶつかり、乗り越えていきながら、どう充実させていくかは、それぞれの幸せにも繋がる大きなカギになります。

思春期が終わった皆さんの体は成熟期に入っています。成熟期は20歳くらいから始まります。現在の自分の体がどんな状態なのかも知っておきましょう。

●成熟期前期（20歳から34歳ごろ）

若さとみずみずしさ！　肉体的充実を感じる時期です。しかし精神面ではまだまだ不安定なことも多い時期ですね。性生活についての悩みやストレスは心に大きくのしかかってくるでしょう。頭でわかっているけれど実際どう対処してよいか、不安に思い悩む人も多いです。

成熟期後期（35歳から45歳ごろ）

生理周期は安定しています。この時期になると多くの女性が性衝動を覚えます。男性を受け入れたいという思いが強くなり、心身ともに性交への準備がされています。それはとても健全で、素晴らしいことです。でも一時の感情に流されるとトラブルを生むこともありますので気をつけて。男性側からの正しい協力と知識がなければ、大きな問題が起こってしまいます。

20代、30代の女性は、心身の異常がない限り妊娠が可能です。

しかし時に、卵巣機能の異常や卵管通過性の異常、子宮の異常、腟の異常、その他内分泌障害や栄養障害、代謝障害など、体に問題がある場合もあります。

これらは、早めに治療を受けることによって速やかによくなることが多い問題です。何か困ったことがあれば、婦人科医に相談しましょう。

この時期の女性は肉体的にも心理的にも変化が大きい時期です。仕事や家庭で忙しく、時にはストレスでイライラしたり、気持ちが落ちてしまうことも増えます。

女性の心理や心のうつろいを理解してくれて、優しく包み込みながらもしっかりと治療やケアをしてくれる〝マイ婦人科医〟を持つことをおすすめします。

どうやって見つけたらよいのかは、次でお話しします。

頼れる婦人科医の見つけ方

私が敬愛するフランスのセクソロジーの権威、ベランジェール・アルナール先生は、今でも臨床の現場で婦人科医として患者さんに接しています。この33年間、毎年平均で7000人の患者さんが世界中からアルナール先生のもとに訪れています。

アルナール先生の専門は乳がん、子宮がん、子宮頸がんなど。けれどもセクソロジーにおける悩みで来られる女性たちも大変多いのです。

アルナール先生が診察をする際に心がけるのは対話をすること。患者さんのセクシャリティについて話を聞くときは、必ず自分のセクシャリティの話をするそうです。そうするとお互いに信頼関係が築けるため、なんでも話せる存在になると語ります。

アルナール先生が実際にどのように診察をしているのか、いくつか例をあげましょう。

抗がん剤治療終了後、膣の乾燥と萎縮が進みパートナーとの性行為が難しくなってしまったという方がパートナーと二人で訪れたとき。患者さんに丁寧にジェルの使い方や薬の飲み方、よくなるとどんな状態になるかを伝え、二人とも安心しきっていました。

性行為のときに痛くてペニスが入らなくなってしまったという女性が訪れたときには、精神的なことが理由なのか、粘膜の問題なのかなどを見極めて、目を見て優しく指導していきます。薬を出して終わりという姿は見たことがありません。

幼いころに性的に暴力を受けていた女性が訪れたとき。性交渉に対して恐れを抱いている患者さんからゆっくりと丁寧に状況を聞き、現状の課題に対して、より親密に的確にアドバイスをしていました。長年性行為が一度もできなかった患者さんのネガティブな感情を取り除き、見事パートナーとの性行為ができるまでにされていました。喜びの笑顔を私も見ましたが、忘れることができない光景でした。

出産後セックスレスになってしまったカップル。
セックスに痛みを感じるようになってしまった女性。
不感症になってしまった女性。
性欲が減退し、パートナーの要求に応じることが苦痛になってしまった女性……。

非常にデリケートな事情が多く、まして人に簡単に聞いてもらえないような話でもあります。

そんなことを話してもらうためには、お互いの信頼関係に尽きると感じます。

日本では婦人科というと〝女性疾患の治療に行くところ〟というイメージが大きく、

産婦人科であればどうしても妊娠、出産で行くところと考えてしまいます。

それ以外の腟まわりの悩みであると、足が遠のいてしまうのが通常のようです。

しかし私は、婦人科には女性の体を専門に診て、一生を通じて女性の体を守ってくれるところであってほしいと思います。

アルナール先生ほどではなくともきちんと話を聞いてくれる婦人科医は日本にもいます。日本ではまだまだセクソロジーという学問が広域に知られているわけではありませんが、丁寧にアドバイスをしてくれる先生もいます。

たとえば、私がとてもお世話になっている産婦人科医の松峯寿美先生は、患者さんと接するときに患者さんを緊張させないよう気をつけているとおっしゃっていました。松峯先生は「腟は口の中と同じで、人にやたらと見せる場所ではないけれど大切な場所。だから気軽に婦人科に来てほしい」と語ります。女性器関連の大きな病気では、初期症状がないものが多いそうです。なので、月経やおりものの状態が少しでもいつもと違ったり、かゆみや痛みがあったりしたら迷わず婦人科に相談に行ってください。

プライベートな話で恥ずかしいという気持ちはよく理解できます。でもその気持ちを少し横に置いてみてください。

男性のドクターでも問題はありません。女性のドクターだからいいというわけではありませんし、プロの先生ですから恥ずかしがる必要はありません。

どうしても話しづらいようでしたら、初めは女性のドクターを探してみましょう。

自身の一生を通じてお付き合いできるドクターを探すわけですから、時にはがっかりすることもあるかもしれません。

そんなことに負けないで、信頼でき、些細なことでも親身になってくれる〝マイ婦人科医〟と呼べる人を持てたら、人生が変わってくること間違いなしです。

病院に行くかどうか、迷ったとき

信頼できる〝マイ婦人科医〟を見つけても、どんなときに病院に行けばいいのかわからなければ、意味がありません。女性特有の病気と症状を、ある程度知っておきましょう。

女性特有の症状として最初に思い浮かぶのは、不正出血ではないでしょうか。生理でもないのに出血をするとびっくりしてしまいますよね。

出血の仕方にもいろいろな種類があります。少しショーツにつく程度のものから生理のように出血するもの、また、血の固まりが出てくる場合もあります。色や量によって、いくつかの疾患が疑われます。

セックスの後の出血は接触による出血がほとんどです。

それ以外にも、腟炎、腟部びらん、子宮頸管ポリープ、子宮内膜ポリープ、子宮がんの初期……、ホルモンの作用が上手くいっていないために起こる機能性出血というものもあります。

かかりつけ医がいれば、すぐに診てもらい、原因を聞くことができるので安心できると思います。

おりものでも腟の状態を推し測ることができます。女性器の各部から分泌液や浸出液が出ているため、おりものは誰でもあります。正常なおりものでは、腟の内側を潤す程度のわずかな量で、弱酸性なので少し甘酸っぱいニオイがします。

中には異常を知らせるおりものがあります。白いクリームのような状態のものが多く出たり、悪臭があったり、カッテージチーズのようなおりものが出てきたときなどは、カンジダ症が疑われます。

かゆみを伴っているときも同様。膿《うみ》が出ているときも、すぐに病院で診てもらうことをおすすめします。

下腹部の痛みや、ふくらみ、しこりにも気を配ってチェックしましょう。

痛みやふくらみの中には、鼓腹《こふく》といってお腹をさすってあげてお腹のガスを抜いたり、排便で治ったりするものもあります。そうでないときは病院で相談してみてください。

生理の異常、カンジダ外陰炎、トリコモナス腟炎、子宮内膜症、子宮筋腫、子宮がんなど、女性特有の病気には様々なものがあります。

痛みや状態が通常ではないと感じたときはそのままにしないで、やはり病院で診ていただくことをおすすめします。

腟まわりのことは誰でも不安です。信頼している婦人科の先生から「大丈夫だよ！」と一言いただけたら、スーッと気持ちが楽になります。

自分でセルフケアすることも大切ですが、何か異常を感じたときは、勇気を持って診てもらいましょうね。

ブライダルチェックの必要性

最近、若い女性に対して、彼女たちよりも先に生まれてきた私たちが、環境などを整えておいてあげる必要があるのではないかと強く思うようになりました。私には10歳の男の子がいますが、私の年齢を考えれば20代半ばの娘がいてもおかしくないなと、ふと思ったことがきっかけです。

社会の第一線で頑張っている若い女性たちに、ひとつ大切なことを伝えたいと思います。

女性には女性特有の体の作りがあります。これから、妊娠出産を含め、年齢とともに体はゆっくりと変化していきます。一番の助けになるのは自身の正しい知識と毎日の健康管理です。

特にこれから大切なパートナーと結婚を考えるのであれば、自身の健康だけでなくパートナーの健康と、二人の間に育まれた愛が、尊い生命を誕生させることを考えてほしいのです。

結婚を控えているという方は、幸せの階段をのぼるターニングポイントだからこそ、自分の体のことを知ってください。

幸せな結婚生活のためには、双方の体をチェックしておくことが大切になります。結婚生活に必要な医学知識や性知識などを講義してくれる研究会などもあるようです。

具体的には、心臓や血管、血液、肺、尿の検査、そしてブライダルチェックをしましょう。

ブライダルチェックとは、妊娠能力に関する検査です。〝マイ婦人科医〟を早めに見つけて、そこで受けましょう。

また、体を知るという意味から、基礎体温をつけましょう。基礎体温は朝起きてすぐ、活動をする前に測る体温のことです。生理周期の乱れがすぐにわかりますし、基礎体温に照らし合わせれば、不正出血なのか排卵によるものなのかも判断できます。基礎体温をつけられないのであれば、生理が始まったときと終わるとき、その様子などをメモしておくと何かあったときに便利です。

ブライダルチェックでは、女性の体にしかない子宮や卵巣、膣や生理周期、そしてホルモンなどが原因の病気がないか診てもらいましょう。

受診のときは医師との信頼関係が大切です。性体験の有無、初潮や生理周期、妊娠、中絶の有無なども質問されます。それは診断するために必要なことだからです。

内診も同じこと。恥ずかしがっていては診察しづらくなってしまいます。ドクターは治療の対象として真剣に女性の体と向き合ってくれますので、見られたり、触られたりすることを気にすることはありません。

内診がどうしても恥ずかしい、という女性が多いことは知っています。

でも健康で幸せな二人の未来のためにも、ブライダルチェックを受けて安心して新たな生活に入ることをおすすめします。

お互いの理解を深めるために、ブライダルチェックは二人で話し合って行くとよりよいでしょう。問題があったときに一緒に解決に向かっていく過程も、二人の繋がりを深くしてくれると思います。

不妊人口が増えている

昨今の日本では、不妊治療を受けているカップルがとても増えています。つまりそれは、妊娠を望んでいるのに実らない人が増えているということです。

20代、30代という年齢では、まだ結婚をしていない人も多いことでしょう。妊娠についても「将来的には子どもがいたらいいな」と考える程度の人が多いのではないでしょうか。

若い人たちにとっては不妊なんて、想像もしていないことかもしれません。しかし、高齢出産が進む現代では、不妊は誰しも悩む可能性のあることなのです。30代後半に入ると卵巣の働きは緩やかに衰えていきます。毎月の生理によって卵子の数もひとつずつ減っていきますから、女性は年齢を重ねるごとに必然的に妊娠の確率が下がっていくのです。

あなたが今現在、妊娠を望んでいなくても、そのときが来たら望みを実現できるよう、今から心がけておくことがとても大切です。

私は日本の不妊治療はとても事務的だと感じています。

「あなたの排卵日はこの日ですから、この日は絶対にセックスをしましょう」

……こんなことを言われてしまっては、チャンスはこの日しかないように感じてしまいますし、緊張してストレスを感じる人も多いはずです。そして妊娠ができないと気持ちが落ち込んでしまったり焦りを感じてしまったりして、パートナーとの関係が悪くなってしまった……なんて話もよく聞きます。

もっと気持ちを楽に！　ストレスなんて感じずに取り組んでほしいのです。それにはまず「セックスをしなければならない」という義務感をなくしましょう！　セックスをする日を決めてしまわず、毎日してみましょう！　セックスを日常にするのです。

セックスとは、究極の肌の触れ合いです。幸福ホルモンであるオキシトシンとβ-エンドルフィンを分泌する、癒し効果の高い行動でもあります。それが、今の日本はどうでしょうか？「今日は疲れているのに……」「やらないと変な空気になってしまうかな……」とマイナスなイメージを持っている人がとても多いですよね。

世界的に見ても、日本人のセックスレス率はとても高いです。

ではなぜそのような印象に取り憑かれてしまっているのでしょうか？　それはセックスが〝イク〟ことを目的としてしまっているからです。

もちろん子孫を残すという目的を果たすためには、男性は射精し、女性の卵子を受精させなければなりません。しかし、セックスはそれだけが目的ではないのです。

肌と肌が触れ合い、お互いの感覚を研ぎすませて感じ合い、幸福ホルモンの分泌によって疲れを癒し合う。そういった日々を過ごすことによって、お互いの関係を深めていくという意味もあるのです。

そういった効果からも、私は妊娠を望むのであれば、セックスを習慣化することをおすすめしたいと思っています。

肌と肌の触れ合いや、センシュアルラインをなぞるだけでもいいでしょう。お互いの気持ちをリラックスさせて、お互いの感触を感じ合うことから、まずは始めてみてください。

ダイエットと不妊の関係

若い女性が陥りやすい不妊の原因として、ダイエットがあります。

健康的な体型にもかかわらずもっと細くなることを求めるダイエットでは、栄養不足になりがちです。栄養が足りていないと肌や髪がボロボロになりますし、内臓も衰えます。

女性ホルモンのバランスも崩れて、いいことなんて何もありません。痩せたいのなら、しっかりとバランスのよい食事を心がけて、適度に運動をすることで体を引き締めましょう。

ホルモンバランスが崩れると、20〜30歳という若い年齢にもかかわらず、排卵機能が低下してしまいます。

膣まわりのケアももちろん大切ですが、体を動かす栄養がなければまったく意味がありませんから。P97でお伝えしたようなバランスのよい食事を心がけ、規則正しい生活を目指してくださいね。

その他に、膣まわりの環境改善に効く食べ物もありますから、ちょっと調子が悪いと感じるときは意識して食べてみてください。もちろん、不調が続くようなら、病院へ行ってくださいね。

・まいたけ

ビタミンB_2や鉄分が豊富。さらに粘液力が高まるグリスリンという成分が含まれており、生理不順や多嚢胞性卵巣症候群の改善なども期待できます。

・のり

タンパク質が豊富。また、のりペプチドの効果で、粘膜や皮膚の状態を整えてくれます。粘液の分泌にも有効。

・ブロッコリー・ブロッコリースプラウト

ポリフェノールが豊富で高い抗酸化作用が期待でき、膣まわりの若々しさのケアに繋がります。トリプトファンという成分は、良質な睡眠を促します。

・大豆

大豆イソフラボンが、女性ホルモンであるエストロゲンと似た働きをするために、ホルモンの安定に効果的。タンパク質も豊富なので、体を作る基本的な栄養素を補えます。

妊娠しやすい膣とは

ここまで、妊活にまつわることをお話ししてきましたが、では、妊娠しやすい膣とはどのような状態なのでしょうか。大切なことは、締め付ける力と粘度の高い粘液です。

まず1つ目のポイントは相手の性器をしっかりと締め付ける〝膣力〟です。妊娠をするためには、男性に射精をしてもらわなければなりません。男性の精液をしっかりとしぼるイメージで、キュッと締まる膣を目指しましょう。膣力が強いとお互いの感度も高まりますから、より射精に繋がります。

締まっている膣と萎縮している膣は違います。締まりのいい膣は、皮膚が柔らかく伸縮性に優れています。

膣の中は個人差があります。ヒダがたくさんある人もいれば、あまりヒダがなくツルッとしている人もいます。これは生まれもった特徴なので、変化することはなかなかありません。しかし膣の伸縮性は訓練によって変わっていきます。これは骨盤底筋群が大きく影響していますから、P89〜90のトレーニングを日常的に行って鍛えておくとよいでしょう。

2つ目のポイントは〝粘液力〟です。こちらもP55でお伝えしましたが、膣の分泌液は粘度がとても重要です。粘度が高いことで免疫力が高まり、膣を雑菌から守り健康を保ちます。そんな粘液は、精子を卵子へ迎えるために、手助けをする役目もあります。

排卵日の前後の粘液は、透明で糸を引くようなとろみがあることが重要です。分泌量も多くなければなりません。量が少なく、のびが少ない粘液では精子を卵子へと運ぶ力が弱くなってしまうのです。
つまり、これまで腟の乾燥は危険とお伝えしてきましたが、妊活にとっても乾いた腟はよくないのです。

ここでもう一度、腟の潤いのために大切なことをおさらいしましょう。ストレスを溜めないこと、規則正しい生活リズム、バランスのいい食生活、そして腟のケアです。これらを心がけて、女性ホルモンの活性化と安定を保つことで、妊娠しやすい腟が整います。まだ妊娠を望んでいないとしても、腟まわりが健康で女性ホルモンが整うということはいいことばかりですから、今から注意をしておくべきことと言えるでしょう。

第7章

将来のためにしておきたいこと

さて、ここまでは皆さんの今の体の状況についてお話をしてきました。この章ではこれから先の将来、皆さんがより素敵な人生を歩めるように、膣とどのように向き合っていけばよいのか、少し先取りしてお伝えできたらと思って書きました。今現在は大きな問題を抱えていなくても、年齢を重ねると出てくる様々な不調や不安を先に知っておくことは、女性として生きていく中で大きな力になると思います。ぜひ心に留めておいてください。

結婚も子どもも、選択肢を残す

生き方に対する選択肢が広がり、女性の働き方や結婚観もどんどん変わってきていますね。男女平等が世間に常識として広まっています。それでも性についての理解の遅れと考え方の違いから様々な問題が起こってはいますが……。

未だに、子どもがいない夫婦や結婚をしていない女性に対して差別的な目は減っていません。その度に悲しい思いをしたり、怒りを覚えたりしている人もいるでしょう。まず他人からの干渉は無視してしまいましょう。今あなたが一番頑張りたいことを頑張ればいいと思います。自分で努力した経験はかけがえのないものですし、そこに集まるパワーはなかなか経験できるものではありません。

あなたの人生ですから、あなた自身が信じた道を進むべきです。

ただ、たまに自分の未来の人生設計を見直してみることが、未来のあなたの幸せに繋がるということをお話しさせてほしいな、と思っています。

まずどんなに男女平等といって、お給料に差がなくなって、活躍の場が増えたりしても、やはり女性と男性をまったく一緒に考えることは危険ということです。それは体の作りと生物としての役割が違うからです。

女性は子どもを産むために、繊細な卵巣と子宮を持ち、分泌される女性ホルモンの働きで毎月様々な体調の変化があります。これはやはり、人生の選択肢にも大きく関わることなのです。

結婚をするのか、しないのか。

子どもを産むのか、産まないのか。

人生設計の話でこの2つの話題を出すこと自体に嫌気が差す人もいるかもしれませんね。でもこの選択を、たまに立ち止まって考え直してほしいのです。

なぜ高齢出産という言葉があるのかご存知ですか？　それは女性の体が35歳を超えると大きく変わり、無事に妊娠・出産できる確率が一気に下がることから決められた基準のことを言います。

一番大きな問題は、女性は一生のうちに産み出す卵子の数が決まっていることです。毎月、その人が持っている数の中から排卵するため、どんどん卵子が減っていきます。ですから年齢とともに妊娠できる確率が下がってしまいます。

しかし男性は、健康であれば精子を常に作り出すことができます。

この違いが、男性とまったく同じように人生の選択をすることが難しい理由なのです。

今、政治家やメディアが「男女平等！　働く女性を支援！」と大きく取り上げていますが、すべてを鵜呑みにしてしまうのは、将来的にあなたを悩ませることになるかもしれません。

結婚するのも、しないのも、子どもを産むのも、産まないのも、あなたの自由。選ぶ権利があります。そしてそのチョイスは、別に今決めなくてもいいのです。

「今は仕事を頑張りたい！」「まだパートナーと二人で楽しみたい」など、そのときの感情と状況があると思います。しかし人の感情と状況は常に変わっていくのです。今決めた選択肢も、数年後いきなり違う道に行きたくなることもあるのです。だって自由なんですから。

ですから、いつどんなタイミングでも、自分の希望することを叶えられるように柔軟な思考と健康な体は常に意識して、管理しておいたほうがあなたの幸せが広がりますよ。「結婚しない」と決めていても、40代になって運命の人に出逢うことだってあります！

どんなタイミングで、どんなチャンスが訪れてもいいように、そのためには妊娠できる可能性を高めておくこと。女性ホルモンの分泌を安定させておくこと。このことが大切になるのです。

そのために膣の健康を保っておきましょう。それが将来的にあなたの選択肢を広げてくれます。今は若く健康で、想像することも難しいかもしれませんが、あなたたちの先輩で不妊症に悩んでいる女性がたくさんいます。子どもは欲しいと思ったときに、絶対に授かれるものではないのです。

妊娠というものが、どれほど尊く難しいものなのか、そのことも知っておいてください。

もし、結果的に子どもを作らない選択をしても、それでもいいのです。膣をケアしておけば、潤いに満ちて女性ホルモンも安定しますから、決して無駄にはならないはずです。

女性性の特徴を理解して、今の感情と状況に支配されないように。このことを意識して、今やりたいことを目一杯楽しんでくださいね！

パートナーへの愛を表現する

日本ではセックスレスが深刻な問題とお話ししましたが、特に一緒にいる時間が長いカップルほどその問題が深刻です。そして、とてももったいないと思うのです。

今結婚している人も、まだしていない、特に考えていない人も、パートナーとの長い人生について考えてみませんか？

長い間一緒にいるカップルや夫婦を見ていると、本当に愛し合って一緒にいるのか疑問を感じる人たちがいます。離婚率も高くなり、さらに熟年離婚も増えていますし、やはり出逢ったばかりの関係を一生続けるなんて無理なのかしら……？　そんな現実から、結婚に対してネガティブなイメージを持っている若い人も増えてきていますよね。

もちろん二人の関係ですから、解決が難しい問題や一緒に過ごしてきた中で出てきた別れの理由などもあるはずです。それでも欧米のカップルと比べると日本のカップルの関係は冷めているように感じます。

まずコミュニケーションの薄さが気になります。欧米のカップルに比べて、日本のカップルはボディタッチがとても少ないですよね。お国柄、公の場でイチャイチャするのは難しいかと思いますが、手も繋がない人たちがとても多い！

別にまわりにラブラブっぷりをアピールしてください！　ということではありません。肌と肌が触れ合うことが大切なのです。

なぜボディタッチをしたほうがいいのか、ここまで読んでくださった方はもうわかると思いますが、幸福ホルモンのβ‐エンドルフィンとオキシトシンというホルモンが分泌されるからです。ここまではセックスによって肌で触れ合うことをおすすめしていましたが、ハグや手を繋ぐことでもこの幸福ホルモンは分泌されるのです。

日常的に幸福ホルモンを与え合える存在がいるのに、それを避けるなんてもったいないと思いませんか？　外で情熱的に触れ合わなくてもいいですが、手ぐらいは繋いで幸せを感じていてもいいのではないでしょうか？

そして、肌の触れ合いが日常になると、言葉でのコミュニケーションも増えるはずです。「ありがとう」「ごめんね」は基本ですが、ちょっとした雑談だってくっついていれば自然と弾みますよ。

こうやってコミュニケーションを大切にとっているカップルは、深いセックスにたどり着きます。セックスはお互いの感覚を共有し合う行為。普段のコミュニケーションが不足していては、お互いに求めていることなんて、わかり合えるはずもないのです。

あなたは相手に愛を表現できていますか？「あっちがわかってくれない」「相手からしてほしい」なんて受け身になっていてはダメ。大切に思える相手なら、言葉と触れ合いで愛を伝えましょう。まずは手を繋ぐことから始めてみませんか。

そのあなたの歩み寄りに気付かない人だったら、いっそお別れしちゃいましょう。

更年期障害との付き合い方

皆さんにとってはまだまだ先のお話ですが、女性にとっては重要な更年期についても、今から知っておくと将来のための準備ができるでしょう。

一般的に40代半ばを境に女性ホルモンの量が少なくなり、生理の周期が乱れ始めます。数ヶ月間こなかったり、月に2回きてしまったりもします。

更年期に入るとホットフラッシュと呼ばれる、上半身の火照《ほて》りや、膣まわりの乾燥、口の中や目など粘膜の乾きなどが起こります。卵巣の働きが鈍くなって女性ホルモンであるエストロゲンの分泌が減少するので、物忘れが起こる人もいます。

またエストロゲンの減少は、骨盤底筋群も弱らせます。そのために尿漏れや、子宮下垂という子宮の位置が正常よりも下がってしまう症状が出始める時期でもあります。

状況は人それぞれ違いますから、誰でもこういった症状が出るわけではありません。しかし多くの人が悩んでいることです。

20代、30代のころとは違った女性ホルモンの悩みがやってきますが、今から腟まわりを丁寧に扱っておけば辛い更年期の予防となりますよ。

更年期障害も女性ホルモンの分泌による変化ですから、健康的で潤う力がしっかり備わった腟ならば苦しみも少なく、穏やかに迎えることができます。

勘違いをしてはいけないのが、更年期に入ったからといって女性ホルモンがまったくなくなってしまったわけではないということ。働きは鈍くなってしまいますが、卵巣も機能している状態です。

つまり、ケアの仕方次第でホルモンの揺らぎにも穏やかに対応できるのです。

先取りになる方もいらっしゃると思いますが、更年期の腟まわりのケアについて少しお伝えします。

基本となる腟まわりの洗浄、保湿、マッサージを続けましょう。清潔にすることでムレやそれに伴うかゆみなどは防げます。

保湿は今よりもさらに重要になってきます。女性ホルモンが減る影響で、自ら潤う力が低くなっていくからです。腟の新陳代謝を高めるマッサージも効果的です。更年期の後、閉経を迎えるとさらに乾燥しやすくなりますから、今行っているクリームやオイルでの保湿は継続的に続けるようにしましょう。

それから骨盤底筋群のトレーニングもしっかり続けておくことをおすすめします。

出産を終え、生理も終わろうとしている時期ですが、このころこそ行きつけの婦人科を持っておくと気持ちの支えになると思います。子宮や腟、デリケートゾーンが、若いころとは違った変化をしますから、変化に悩んだときには専門医に相談をし、あなたに合った治療をしてもらうと安心できるはずです。

実は、女性と同じように男性にも更年期があり、体の変化があります。ただし、女性のような加齢による機能低下とは違い、男性の場合は生活の中で感じるストレスによる男性ホルモンの減少が原因なので、更年期が訪れるタイミングもそれぞれ違います。男性の更年期の場合は、泌尿器科やメンズヘルスクリニック外来で治療ができます。

まだ男性の更年期については認知があまりされていないですから、本人が気付いていないこともあるでしょう。相手の変化も受け入れて、二人で思いやりながら過ごせるといいですね。

より快適な更年期を過ごすために、植物の力を取り入れたケアを植物療法士としてお伝えします。ハーブティーやチンキ（抽出液）で取り入れてみてくださいね。

更年期の初期では女性ホルモンの中でも、プロゲステロンの分泌がまず減少します。プロゲステロンが減少すると、もうひとつの女性ホルモンであるエストロゲンの働きが鈍くなります。ですからプロゲステロンの働きに効果のある薬草をまず試してみてくださいね。ブラックコホシュとチェストベリーがおすすめです。

プロゲステロンの働きをサポートしたら、エストロゲンのケアもしましょう。大豆イソフラボンやエクオールが効果的ですから、食事やサプリメントで試してください。

そして更年期が始まったらメリッサやチェストベリー、ゴツコラ、ラズベリーリーフ、ホップ、セージ、ブラックコホシュをハーブティーやチンキで試してみてください。女性ホルモンを穏やかに整えてくれますよ。

女性として生まれたからには、女性ホルモンと一生付き合い、体のケアをしていかなければなりません。

こうやって更年期の変化をお伝えすると、年齢を重ねることにネガティブになってしまうかもしれませんが、早めに膣まわりのケアを習慣づけて、体の変化を受け入れていれば、戸惑うことも少なく楽しく過ごせます。

いつまでも潤いのある、自信と幸福感に満ちた女性でいたいですね。

いつかくる、生理が終わる日

更年期の後は閉経が訪れます。大体50歳前後が年齢の目安です。閉経と聞くといよいよ女性としての終わりに近づくような印象があるかもしれませんが、まったくそんなことはないんですよ。フランスでは60歳からが性の成熟とも言われていますから。

閉経すると、見た目にも大きな変化が起こります。肌はハリを失い、シワも増えます。外陰部や膣も、ボリュームが減り萎縮や弾力性の低下などが起こります。

また脅かすようなことを言って！　と思うかもしれませんが、これは生物としてやってくる変化なので仕方がありません。

でも、あなたのまわりを見てください。60歳を越えても生き生きとしていて、見た目にも潤いを感じられる美しい女性はたくさんいるはずです。

そんな女性にあこがれるのなら、この時期こそ手をかけましょう。特に皆さんにお伝えしている膣まわりのケアとセンシュアルな感覚を磨くことは、60歳からの人生に輝きを与えてくれるのです。

しかし今までのケアだけでは足りない場合も出てきます。閉経すると女性ホルモンも格段に減りますから、クリームやオイルのケアをしていても乾燥してしまう人もいるでしょう。その場合は迷わずに婦人科に相談してください。

女性ホルモンの欠如によって、骨粗しょう症や関節の不調、動脈硬化など、様々な病気の心配が出てきます。高血圧や心筋梗塞、脳梗塞などのリスクも高くなります。

また膣まわりのトラブルも増えてきます。乾燥から起こる炎症や膣萎縮、骨盤底筋群の機能低下による尿漏れや子宮脱も、60歳以上の女性の約2割が発症しているのです。

丁寧に扱う意味でも、デリケートゾーンの洗浄と保湿、マッサージを続けてほしいのはもちろんですが、それでも乾燥が強く出るときは婦人科で膣座薬を処方してもらうのもいいでしょう。また婦人科では「ホルモン補充療法」という女性ホルモンを補う治療も行えます。

自発的な女性ホルモンの分泌が難しいこのころは、より自分自身で女性としての心を満たすことが、新たな人生を輝かせるポイントになるはずです。

それまで大切にしていたものを諦めることはありません。いくつになっても恋のときめきはなくさなくていいですし、いい香りを纏《まと》って、好きなオシャレをして、心が動かされるものに触れる。そうやって丁寧に自分の気持ちを高め、満たすことが閉経後からの女性ホルモンの補充に効果があるのです。

そしてセックスも続けてください。女性ホルモンであるエストロゲンの欠乏により自律神経が乱れると、幸福ホルモンのβ-エンドルフィンも減少してしまいます。これにより、鬱っぽくなってしまったり、怒りっぽくなったりと感情の起伏も不安定になりがちです。そんなナイーブな気持ちには、肌の触れ合いが一番！　パートナーと触れ合うことで、幸福ホルモンの与え合いを行いましょう。

膣の潤いが足りなければ、ローションなどを使って行えばいいのです。女性ホルモンがなくなってしまったからといって、セックスをしてはいけないなんてことはないのです。

パートナーがいない場合は、セクシャルセルフケアをしましょう。触れ合わなくても、最高のオーガズムは幸福ホルモンをたっぷり分泌してくれます。

それに、新しい恋が始まる可能性だってありますよ！　私は講習などでよく介護施設へ行っていますが、まだまだ恋をしている方たちがたくさんいらっしゃいます。やはりそういった方は、肌ツヤもよく、とてもパワフル！　幸せオーラも漂わせていますいつだって、素敵な人と出逢ったら恋をしていいのです。セックスはなくても、言葉をかわして、手が触れるだけでも効果は抜群です。

そして、このころにより効果を実感するのが、センシュアルな感覚だと思います。体が変化していくので、できないことは増えますが、その分それまでの経験と感動で〝感じる力〟は洗練されています。若いころから五感で感じてきた幸福感をさらに深く感じ、読み取ることができるでしょう。

「人生100年時代」の今、センシュアルな感覚が、女性としても満たされ、輝く美しさのきっかけになるのです。

実は閉経にはポジティブな部分もあります。今まで悩まされていたPMSや生理の苦痛から解放されますし、子宮筋腫や子宮内膜症の人も症状が落ち着く場合が多いということです。

基本的な規則正しい生活リズムをしっかりと守り、センシュアリティを大切にすること。閉経後は体の変化はあるけれど、より深く自分の幸福に向かって忠実に生きることができるでしょう。とても自由でかけがえのない時間ですから、皆さんはこのときのために今から五感を鍛えて、健康を維持し、膣まわりを大切に過ごして迎えてくださいね。

膣と認知症の関わりとは

日本はどの国も経験したことがない超高齢社会に突入しました。メディアからは不安を煽《あお》る情報ばかりが先行して流れてきます。

世界的にも例を見ないため、未来の日本の社会システムがどのようになってゆくのか誰にもわからない時代。１００歳人生と言われ一見喜ばしいのですが、だからこそ健康で長寿を目指したいものです。

私はフランスから帰国した20年前、国内外を問わず多くの介護施設のお仕事をさせていただきました。

介護施設には、特別養護老人ホーム、サービス付き高齢者住宅、デイサービス……他にもいくつかの種類があります。

汚物のニオイのケア、褥瘡《じょくそう》（床ずれのことです）のケア、むくみ、痛み、睡眠障害など、フィトテラピーでできることを20年続け、同時に汚物のニオイを取るための植物を使った消臭剤の開発や、褥瘡のケア商品の開発、痛みのケア用オイルやクリームの開発製造などに関わってきました。

介護施設では、糞尿のニオイがなかなか取れません。ニオイのもとは毎日のおむつの取り換えと汚物室。私はニオイのケアを行うためにこれまで多くの介護現場で排泄介助やおむつ交換の場面に立ち会ってきました。

その中で、高齢者の膣まわりの現状を知ったのです。

アンダーヘアの処理ができていない方の膣のまわりは乾燥し、ただれてしまっている方も多くいました。なぜなら尿や便などが皮膚や毛にこびりつくから。それを温められたタオルで拭くことで乾燥が進み、皮膚が切れた状態になるのです。

そこにまた排泄物が付着するので、炎症がひどくなってしまうこともあります。

2016年、脱毛に関する法律が変更され、医療機器で処置ができるようになりました。老後を快適に過ごすためにも、VIOの脱毛を若いうちに考えてみませんか。

高齢者の女性においては4人に1人は骨盤臓器脱と言われ、排泄物と内臓が接触することも多くあります。しかし、膣まわりに痛みや不快感があっても、それを口に出して援助を求めることができません。

おむつ交換の度に便のニオイと痛みの繰り返し……。情けなく悲しみの気持ちが濃くなり、結果、自己防衛本能が働くように認知症への道を歩くことになるのです。

脳の機能が衰えていない場合、異性の介護士に排泄介助をしてもらうご婦人の気持ちに立ってみると、想像を絶するような恥ずかしさを覚えます。

一言でいいから膣まわりにクリームを塗ってほしいとか炎症を見てもらいたいと言えたならどれほど楽なことでしょう。

不快感が高まり、心の傷が大きくぱっくりと口を開けたときには、認知症を加速させてしまうことがあります。

皆さんの祖父母や両親と、老後の過ごし方をどのように考えているか、一度話し合ってみるといいと思います。

様々な介護施設のお手伝いをしてきましたが、私が人生の締めくくりについて考えなおすきっかけとなったのは広島にある八千代会グループ介護付有料老人ホーム・住宅型有料老人ホームメリィハウス西風新都という施設です。

メリィハウスを訪れると、皆さんが抱いている介護施設の印象とは違い、明るくて空気が澄んでいるように感じます。これは入所している方々が明るく生き生きとしているからでしょう。

メリィハウスではフィトテラピーを取り入れ、膣のケアについても入所前の説明会で言及するなど、より快適な老後を送るために尽力しています。私もこんなふうに老後を過ごしたいと思う、素敵な施設です。

フランスでは亡くなる寸前までおむつを穿かせることがありません。それは膣まわりのケアやトレーニングを日常的にしていることが大きく関係しているのです。

そればかりか70代、80代でも多くの女性たちが恋をしています。パートナーと裸で過ごすし、触れ合うことも大切に考えているので、膣まわりもきちんとケアされています。そんな日常的な膣まわりのケアの大切さを感じます。

下の世話というような言い方をせず、大切なケアであることを伝え、気持ちよく前向きに家族を介護してあげませんか。

幸せな潤いのある膣まわりを100歳までキープできる未来を叶えましょう。

おわりに

縁があって12年間家族として暮らしていたエッセイストの桐島洋子さん。80代を迎えた彼女は、今でも「人生に花を咲かせたい」と言います。花って何だと思いますか？　それは恋のこと。いくつになっても女として恋があるといいなと話していました。とても素敵なことですよね。

もしかしたらこれを読んでいる方々の中には、恋をすることは若いうちだけの特権で、あなたたちのご両親やもっと上の世代が、そんな感情を持つなんて考えられないと思っている方もいらっしゃるかもしれません。結婚して出産したら、女としての人生は終わり。そんなふうに思っていませんか？　でもその先、40年50年と人生は続いていくのです。

いい年して、着飾ったり若作りをしたり、何してるんだ、といった嘲笑の言葉を投げかける人がいます。そんな心ない言葉に傷ついた女性たちにもたくさん会ってきました。皆さん、性欲という言葉への嫌悪感が強く、女性であり、もう50代、60代の自分にそんなものがあるということが信じられないと語ります。でも、それはとても普通のことなのです。

60代、70代、80代……と年を重ねていっても、誰かのことを好きになったり、触れたいと思ったり、抱きしめてほしいと思ったりすることは、普通のこと。その感情を否定しないであげてください。

女性は生まれてからずっと、恋をする感情を持ち続けています。それは何歳になっても同じこと。しかし、その大切な感情を日本の女性たちは隠して、ないものだと思い込んでしまう……。それは自分自身を否定することに繋がってしまいます。

もしかしたら今、パートナーとの関係や自分の中に生まれる感情など、セクシャリティにまつわる疑問を持っている人もいるかもしれません。その違和感を言葉にして相手に伝え、解決することが、初めの一歩だと思います。

そのためにも、まずは知識が必要です。若いあなたたちがきちんと知ることで、その先の未来の世代に繫がると、この本を書きながら感じています。

初めて生理がきたとき。パートナーとの付き合い方。ＰＭＳや毎月の生理痛で体調を崩したとき。膣をどうやってケアすべきか……。知識を持たないまま、何も教えられないまま、様々なことを乗り越えてきましたね。それは決して楽な道のりではなかったですよね。

あなたが結婚して子どもを産んだら。もしくは、あなた自身の子どもではなくとも、親戚や友人の子どもが近くにいるとしたら。そしてその子どもが女の子だったら。あなたから、ぜひその女の子が生きていくうえで知っておくべき体のことを、伝えてほしいなと思っています。

そうやって知識を伝えていくことで、日本女性がしなやかに変わっていきます。自分への肯定感を持つことができれば、とても幸せ！　という自信に繋がります。

そして、次の世代に知識を伝えるときのあなたは、年齢を重ねていると思います。そのとき、今とは変わっているあなたの体や心の状態を、楽しく受け入れてあげられる自分でいてください。見かけの変化はもちろんありますが、若い今では味わえないようなことがたくさん待ち受けています。それを楽しみに、人生を歩んでほしいのです。

まだまだあなたの人生は始まったばかり。この本が、読んでくださったあなたの生活の中で、パートナーとの関係に変化が生まれたり、日々自分の体を慈しむようになったり、そんなきっかけになってくれたらと願っています。

森田敦子

staff

装画 一乗ひかる
本文イラスト 根岸美帆
ブックデザイン 望月昭秀＋境田真奈美（NILSON）
編集協力 川端宏美
医療監修 松峯寿美（東峯婦人クリニック・院長）
編集 黒川美聡（幻冬舎）

感じるところ

2019年8月30日 第1刷発行

著　者 森田敦子
発行者 見城 徹

発行所 株式会社 幻冬舎
〒151-0051 東京都渋谷区千駄ヶ谷4-9-7
電話 03(5411)6211(編集)
03(5411)6222(営業)
振替 00120-8-767643
印刷・製本所 中央精版印刷株式会社

検印廃止

Printed in Japan
ISBN978-4-344-03501-0 C0095
幻冬舎ホームページアドレス
https://www.gentosha.co.jp/

この本に関するご意見・ご感想をメールでお寄せいただく場合は、comment@gentosha.co.jpまで。